JN293165

アジアでがんを生き延びる

[東京大学横断型講義]

赤座 英之／河原ノリエ──[編]

東京大学出版会

Surviving Cancer in Asia:
Multidisciplinary Educational Program, The University of Tokyo
Hideyuki AKAZA and Norie KAWAHARA, Editors
University of Tokyo Press, 2013
ISBN978-4-13-063402-1

はじめに

　本書は，東京大学全学研究科等横断型教育プログラムである「日本・アジア学」の一環として通年講座として実施されている「アジアでがんを生き延びる――地域文化研究特別講義 II」の，2011 年 4 月から 2012 年 1 月にかけて行われた講義の講義録である．

　感染症から非感染症へと疾病構造が変容する中，アジアにおけるがんは急増している．がんという病には，遺伝的素因や生活環境，そして生活習慣などが深く関与する．さらに，長い時間軸の中でのひとのくらしの営みや文化とも密接に関係している．

　これまでアジアは，医療水準，医療者，患者の価値観もまちまちで，データも単純比較できず，連携が難しい地域であった．経済成長著しい一方，いまだにこの地域に横たわる，歴史的負債は大きく，グローバリズムとナショナリズムの「ねじれ」が先鋭に浮かび上がる地域である．

　アジアのがん医療における，新規薬剤開発や安全かつ有効な治療法の開発などを目指す東京大学先端科学技術研究センター「総合癌研究国際戦略推進」寄附研究部門は，アジアと欧米の疫学的背景の対比からその根底にあるものを浮かび上がらせ，この対比の中に，世界全体のがん克服の鍵があるのではという観点から，研究を行っている．その活動の一つとしてがんという共有課題を乗り越えることで，この「ねじれ」を是正していくことを目指し，がんをグローバルヘルスアジェンダにすることなどの政策提言活動も行ってきている．

　本講座は，様々な領域の第一人者である外部講師を招聘して，オムニバス方式で，アジアのがんに纏わる問いを投げかけ，日本がアジアとどう向き合うべきなのか，対話を重ねる中で，一定のアウトカムを探る講義である．

　がんは政治，経済，外交，文化など，様々な課題と密接にかかわっている

はじめに

病である．この講座全体を通して，アジアが抱える今日的課題のありかが浮かび上がってくるだろう．

東京大学先端科学技術研究センター「総合癌研究国際戦略推進」寄附研究部門

赤座　英之

河原ノリエ

目　次

はじめに　　　　　　　　　　　　　　　　　　　　　　　　　　iii

プロローグ　アジアのがんを見据えたふたつのまなざし
　　　　　　　　　　　　　　　　　　　赤座英之・河原ノリエ　1

第Ⅰ部　日本の医療の課題と展望　　　　　　　　　　　　　9

　第1講　アジアのがんの特徴と今後の課題　　　　　垣添忠生　11
　第2講　医療制度の構図と日本の課題
　　　　　　──日本型超高齢社会をいかに迎えるのか　辻　哲夫　22
　第3講　PMDAの機能と改革について　　　　　　　近藤達也　34
　第4講　市場主義は医療にふさわしいのか　　　　　金子　勝　45

第Ⅱ部　今，日本ができることとは　　　　　　　　　　　55

　第5講　がん医療とアジア　　　　　　　　　　　　西山正彦　57
　第6講　保健・医療分野における先導的成熟国家としての日本
　　　　　　──アジアにおける政策的役割と課題　　武見敬三　66
　第7講　グローバルヘルスとがん　　　　　　　　　渋谷健司　79

v

第 8 講　アジアとともに生きる
　　　　──経済協力の次に日本が世界で貢献しうること　　門間大吉　92

第 III 部　新規医薬品開発の未来　　109

第 9 講　アジアでの抗がん剤開発をめぐる状況と
　　　　製薬企業のあり方　　岩崎　甫　111

第 10 講　アジアにおける製薬企業の抗がん剤開発　　野木森雅郁　122

第 11 講　アジア諸国におけるオンコロジー
　　　　──臨床開発における課題とチャンス　　パスカル・リゴディ　131

第 12 講　日本における抗がん剤の開発物語　　寺田　清　142

第 IV 部　グローバリズムとナショナリズムの超克　　153

第 13 講　がん撲滅はアジア諸国と日本の共通の
　　　　連携基盤となるか　　大滝義博　155

第 14 講　アジア協調外交におけるリアリズム　　趙　世暎　167

第 15 講　帰亜親欧
　　　　──日中の関係をどのように築いていくか　　加藤紘一　177

第 V 部　がんと文化を考える　　185

第 16 講　がんという文化　　永　六輔　187

第 17 講　取材者として，がん患者として　　鳥越俊太郎　197

第 18 講　民間厚生省を目指して　　大竹美喜　205

エピローグ　講義を終えて
　　——専門領域を超えて見えてくるアジアのがんの今日的課題
　　　Cross-boundary Cancer Studies の地平を目指して

　　　　　　　　　　　　　　　　赤座英之・河原ノリエ　215

執筆者一覧　　　　　　　　　　　　　　　　　　　　　219

プロローグ
アジアのがんを見据えたふたつのまなざし

赤座　英之（東京大学先端科学技術センター特任教授）
河原ノリエ（東京大学先端科学技術センター特任助教）

理の世界からの問い　　　　　　　　　　　　　　　　　　　　赤座英之

　世界における死亡原因は，大きくシフトしてきている．かつて，感染症がそのトップを占めていたが，次第に，がんや生活習慣病といった非感染症へとその比重が推移している．この傾向は，経済的レベルが高い国で顕著であるが，低所得国でも同様の変化が追随している．2030年には，高所得国では90%近くが，低所得国でも50%以上の人口で，がんが死亡原因となると予測されている（図0.1）．
　図0.2は，がんの罹患率と死亡率の比を，所得の多寡で比較したものである．
　がんの種類によって高低があるが，すべてのがんにおいて，低所得国で，罹患率に対する死亡率の比が高い．
　この現象は，何を意味しているのか？
　疾病は，一般に，動的である．これは，診断と治療の時期と，その結果（治療成績）には，強い関係があることを意味する．また，疾病は，その発生を予知，あるいは，予防が可能であることが少なくない．さらに，疾病が，不幸にして診断された時点で根治不可能だったとしても，その進行を遅らせることは可能である．すなわち，"予防―診断―治療―管理"といった，一連の流れの上で疾病のアウトカム（罹患率，死亡率，治癒率，再発率，生存率，生活の質）が表現される．

プロローグ　アジアのがんを見据えたふたつのまなざし

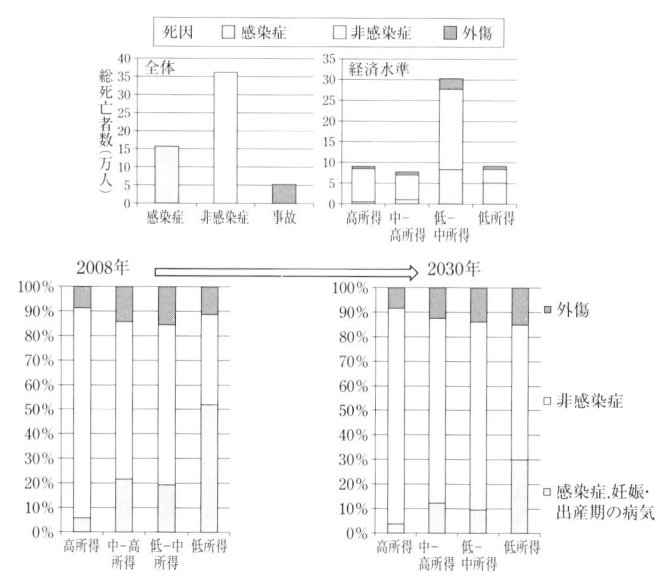

図0.1　経済水準からみた死因の比較（*Nature*, 477, 260-261 (2011)）．非感染症の中に，がんや生活習慣病が含まれる．

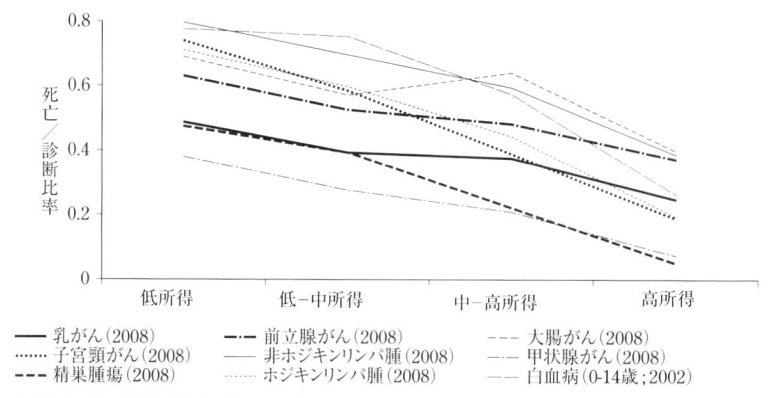

図0.2　国の経済水準とがんの死亡／診断比率の比較（Farmer, P. *et al.*, *Lancet*, 376, 1186-1193 (2010)）.

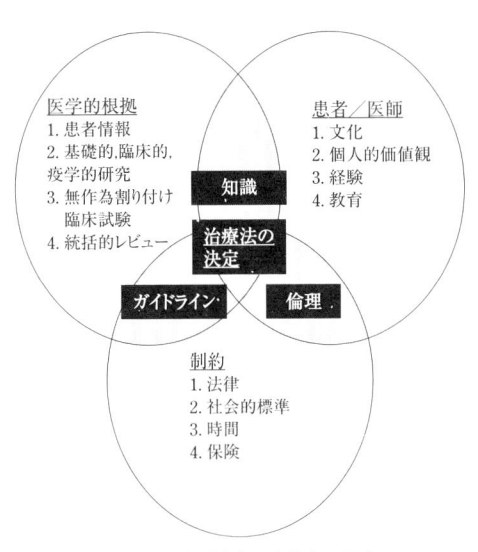

図0.3 治療法決定にかかわる要素.

この現象は,がんにおいて特に顕著である.

そして,この動的要素が,図0.2では,国の経済的レベルとして表現されている.

ここには,経済的事情に関与する様々な交絡因子が見え隠れする.医療環境,栄養環境,衛生環境,教育環境,その他,様々な生活環境が,総合的に死亡率・罹患率比を決定していると考えられる.

近年,治療を標準化する努力がなされている.一つの国の中での,治療方法の標準化でもあり,また,国際間共通の標準化への努力でもある.その結果,現在では,多くの疾患において国内外での標準治療マニュアル,すなわち,治療ガイドラインが作成され,使用されている.しかし,このガイドラインがあれば,すべてのがん患者が,皆一様に標準的治療が受けられるかというと,必ずしもそうではない.

図0.3は,いかにして,実際に治療法が決定され,治療が実践されていくのかを図示したものである.

これによれば,ガイドラインは,科学的(医学的)根拠と様々な制約の上につくられる.いかに医学的に有効と判断された治療法でも,それが,その

国では使用できない事情があれば，その国のガイドラインには採用できないということである．この制約の影響は重大である．インターネット環境が世界中に行き渡った現在，治療法の情報には，国境には関係なく，万人がアプローチできる．しかし，様々な理由で，それが実践できない場合，患者，家族，医療者など，個人的ジレンマやストレスが発生し，それが，様々な社会的ストレスに発展することは，容易に予測できる．これは，言い換えれば，"情報のアポリア"である．この行き詰まり状態が，実はアジアのがんの一側面を的確に表現している．"アジアでがんを生き延びる"という講座設立の理由がここにある．図0.3に戻るが，治療の実践は，さらに，患者個人や治療者側の要因も関与する．そして，それらは，その国の文化，教育，個人的経験や評価基準に由来する．図では，科学的（医学的）根拠と患者・医師側の要素から，いわゆる治療に対する知識が形成される．第3番目の要因は，倫理（観）である．これは，患者や医師の個人的要素と前述の制約が形成するものである．このように，ガイドライン，知識，倫理（観）という三大要因により，一人ひとりの治療が実践されている．

　アジアのがんを取り巻く環境は，多様である．アジア圏内での多様性を一元化することは，現時点では，不可能である．しかし，それでも，アジアを一つの集団と捉え，欧米や南米，アフリカと対峙することが可能である．人種，宗教，生活環境，文化など，さまざまな背景が，アジア以外の地域や国と比較すると，一定のコントラストがみえてくる．このような，アジア圏内での対比，そして，アジア圏対アジア圏外との対比は，がん医療を総合的に考察する際に有用である．それらの比較検討により，アジア圏内の情報のアポリアの解消，あるいは，アポリアに対する適切な対応が，可能になるかもしれない．さらにこの効果は，グローバルレベルでも影響するものと考えられる．すなわち，相互の対比から，長所を取り入れ，短所を改善する対策を講じることが可能になるからである．

　これが，私たちが，東京大学全学研究科等横断型教育プログラム「日本・アジア学」の中に，"アジアでがんを生き延びる"を立ち上げた所以である．

プロローグ　アジアのがんを見据えたふたつのまなざし

文の世界からの問い　　　　　　　　　　　　　　　　　河原ノリエ

「アジアでがんを生き延びる」には,「アジアをがんで生き延びる」という含意を包摂すると思念する.

「近くて遠い」と言われてきたアジアは,日本人にとって,内なる自己として自らを省みさせる存在でもあり,また絶対的な他者としても屹立している.我々はアジアとどう向き合っていくべきなのか.過去と未来を見据えて,それにまつわる問いを探り当てるために,「アジアのがん」という重い共有課題を,架橋としておいてみた.

ひとは誰でも,過去から逃れることはできず,それぞれが生きてきた地縁・血縁の繋がりの中で,生き延びていくしかない.欧州において,エルンスト・ノルテから「過ぎ去ろうとしない過去」という言葉が提起され,アジアにおいても「記憶」や「記録」という言葉を巡って夥しい言説が紡がれてきた.それらは,日本がアジアの中で,戦後の冷戦構造を経て,米国の覇権構造とともに歩みながら,国際社会の仲間入りを果たして,今を生き延びるために対峙せねばならない事柄の足元に,深く埋め込まれているものだった.

「記憶」や「記録」という語彙が呼び覚ます,ある種のメタフィーとは別のところで,ひとのカラダの情報は,過去から未来への伝言であり,「記憶」であり「記録」なのである.歴史とは無数のひとびとのいのちの集積である.過去の歴史的負債とも言うべき歳月の中で,移動を余儀なくされながらも,連綿と紡がれたいのちがある.歴史認識には様々な解釈が存在しても,ひとのカラダの情報は嘘をつかない.

「科学というものは,データ——すなわち過去となった事実——の積み上げだ.だから歴史を無視した科学はない」これは,戦後日本の廃墟の中で,医学研究も儘ならなかった時代から,日米の研究協力の礎を薄氷の上を歩くようにして築き上げ,日本のがん研究を世界と肩を並べるレベルまで引き上げることに尽力してきた吉田富三博士（東京大学医学部部長,昭和33-37年）の言葉である.ご子息のNHKディレクター故吉田直哉氏から,生前伺った.カラダの中の細胞が,外的な要因などを契機に,突然自律性をもって過剰な増殖をしていくがんという現象と真摯にむきあった吉田富三博士は,「がん

は身の内」と語っていた．がんは一人ひとり違う固有性の高い病気と言われ，何を食べ，どんな暮らしをしてきたか．そして，父，母，祖父母と遠い祖先のいのちから受け継いだそのひととそのひとの過去にまつわる様々な事柄が絡み合い，時を重ねて，病んでいく病である．がんと向き合うことは，地縁，血縁の物語が紡いだひとのカラダに刻まれた歴史に出逢うことだ．

　がんにまつわる情報を蓄積していくためには，信頼に基づく継続的関係と，「人間の暮らしのいとなみ」というその土地に根ざした眼差しが必要とされる．がんは医療の中でも，とりわけ，対応が難しく経済的負担が著しいため，国ごとの規制のもとにある．また，WHO（世界保健機関）が国家的がん対策プログラム（National Cancer Control Program）の推進を提唱した経緯もあり，「国家」という「枠」の存在が，がん医療全体の見取り図の行方を規定している．がん研究連携が，日本にとってのアジア連携における，未来への架橋になるのではと思料したゆえんである．

　近年，ライフイノベーションを次世代成長戦略として，医薬品開発を促進する流れの中で，経済成長著しいアジアとの医療連携は急速に進んできている．我々はこれまで，アジアの研究者たちとアジアがんフォーラム（www.asiacancerforum.org）という小さな集まりを継続的にもち，科学研究がアジア地域で研究する主題として何が可能であり，何が短期的に有用であり，長期的には何がなされる可能性があるかについて，議論を重ねてきた．標準化が難しく，「ごみデータしか集まらない」と揶揄されることもあったアジアという場で，がん情報を扱うことについて，状況論的な議論ではない考察を志向してきた．「データに責任を負わすことは，合理的にみえて安易だ．だが，それが全部ではない．データは人の身体でいへば骨組みのやうなものだ．火葬にしてもそれは残るが，その人間がそこにあるわけではない」．これは，前述の吉田富三博士の言葉だが（吉田直哉『癌細胞はこう語った』（文藝春秋，1995）），生命科学そのものの本質を突いている．がんという，いのちの痕跡を深く刻み込んだカラダの記憶と記録の中から，ある意味の瞬間風速を繋いで，大量に考察して分析をしていく．無数の人生の固有性を捨象して，等質視しデータにしていく中で，データや学説に還元されない問われるべきことは何なのか．この言葉が語られた時代では想像もつかないほど膨大な情報が，

今日のがん研究においては扱われ，それが，アジアというこれまで，体系化された科学の枠組みを共有してこなかった場所でなされるとき，我々は何を考えていくべきなのか．

　がんは文明病と言われる．経済成長目覚しいアジアでは，生活水準の向上により，暮らしの中にリスク要因が急速に入りこみ，がんの急増が起こっているという現状がある．これまで，人類は，病と闘い，生き延びる手立てを探してきた．感染症の克服とともに寿命が延びた結果の高齢化こそが，がんの最大のリスクとなっているという皮肉な現実を前にして，今後，がんを巡る疾病観は，アジアを中心に大きな変容を遂げると予測される．アジアのがんに関する指標の存在を，時代は求め始めている．まさにアジアの今の実像が，がんにまつわる事柄から浮かび上がってきているのだ．

　本講座は，そうしたアジアのがんにまつわる事柄について，異なる領域からのアプローチを試みたものだ．がんという疾病に関する科学的知識よりも，この重い共有課題を背負い生き延びるための智慧を自らの言葉でひねり出してくださる方に講義をお願いした．「アジアでがんを生き延びる」ための切実な問いに真摯に向き合う眼差しは，学知の世界にはない具体性を持っている．この講義は，東京大学全学横断型教育プログラムとして大学院生に向けて行われている．様々な専門領域のとば口に立っている受講生に，自らの専門領域にひきよせて，普遍的な問いの輪郭をつかむことを課したので，領域の特殊性を超えた普遍的課題への邂逅の場となっている．「アジアのがん」という固有なテーマをめぐり，「ひと」の語りを通して学んでいくというこのプロセスにおいて，様々な視点が展開されていく．また，それぞれの講が複数の問題系と絡んでいる．他の講との呼応関係が補助線のように縦横に織りなされ，アクチュアルな知の課題が内包している現場に気づくことで，受講生たちは自らの研究の相対化への視点も獲得していく．

　混迷の時代と言われ，知の世界も専門知への信頼が揺らいでいる．ひととひとの関係性を触媒にしていく文の知が，科学的データだけでは読み解けぬ，科学の対話性を切り拓き，アジアの未来を繋いでいくと信じている．生命科学が様々な知の統合を目指している今，領域を越えた視点の広がりこそが，アジアのダイナミズムの中で，我々が生き延びる智慧を紡いでいくはずである．

第 I 部

日本の医療の課題と展望

　世界でも未曾有の超高齢化社会に突入する日本が，少し遅れて高齢化社会に入っていくアジア諸国に貢献できることがあるとすれば，それは，がんという難問にどう立ち向かうかという叡智を紡ぐことであろう．高齢化問題が喫緊の課題として浮上してきている中，日本の国民医療費は 37 兆円を超え，2025 年には 52 兆円になると予測されている．糖尿病や心疾患などの生活習慣病は，生活指導など早期介入により，大きな財政負担をもたらす重篤化に陥ることを防ぐ対応は実現可能との見通しを立てることができる．一方，がんは，現時点では，予防対策が機能する割合は小さく，治療の長期化や再発の可能性が高い．治療の高度先進化も相俟って，医療費高騰の因子として社会において大きな負荷となっていくと考えられる．経済全体の枠組みの中でみた医療経済と現行の行政，制度を見渡して，次世代の社会保障政策全体の中で，このがんという難問と向き合う対策をたてていかねばならない．

第1講　アジアのがんの特徴と今後の課題

垣添忠生（公益財団法人日本対がん協会会長，元国立がんセンター総長）

　私は国立がんセンターと32年間関わっており，がんの臨床には40年ほどたずさわってきた．私自身も小さい大腸がんと腎臓がんの手術を受けている．妻もがんで亡くなっており，がん患者の家族でもあり，がん遺族でもある．
　ここ15年ほどは国のがん行政に関わっている．最近だと，平成18（2006）年6月にがん対策基本法が成立し，厚生労働省にがん対策推進協議会を置くことが定められたが，この推進協議会で私は会長を二期務めた．若い頃は，国立がんセンターの研究部門でも研究と臨床の二足のワラジを履いて仕事をし，15年ほど研究生活をしていた．昔は今ほど臨床が忙しくなかったので，朝から晩まで，正月も盆もなく研究と臨床に明け暮れていた．このように，私は約40年にわたって，がんのあらゆる側面に深く関わってきた．

がん死の世界分布

　ここではがんに関して5つの話をしたい．「がん死の世界分布」「アジアのがんの特徴」「アジアのがんに対する取り組み」「がんの経済負担」「今後の課題」である．
　まずは「がん死の世界分布」をみてみよう．
　IARC（International Agency for Research on Cancer，国際がん研究機構）の統計データによると，2000年には世界中で620万人ががんで亡くなっている．2007年の統計では790万人に増加している．さらに，がんに罹ってい

る人は1億2,000万人，がん経験者は2,500万人．そしてこれらの数値は毎年増え続けている．

　がんは一般には高齢者に多い病気であり，従来は日本を含めて先進国の病気と理解されていた．しかし，アジア・アフリカ諸国も感染症がコントロールされてきて，人々が長生きするようになり，がんが問題になりはじめている．これは全世界的な健康上の課題であるし，同時に経済的な問題でもある．

　前出の620万人のがん死亡者の統計をみると，このうち300万人がアジアに由来する．欧米が231万人，アフリカ，オセアニア（オーストラリアとニュージーランド）がこれに次ぐ．つまり，がんになる人も，亡くなる人もアジアが一番多いのである．

アジアのがんの特徴

　この統計をふまえて，「アジアのがんの特徴」とは何かを考えたい．IARCが出版している『ワールドキャンサーリポート』（*World Cancer Report*）の2003年の統計によれば，経済的に裕福な国では，男性の場合は肺がん，前立腺がんが多い（図1.1 (a) 参照）．発展途上国では肺がんが多いが，先進国と比べて胃がんが非常に多い．そして肝臓がんも多いという特徴がある．女性の場合は，先進国では乳がんがもっとも多い．一方，発展途上国では子宮頸がん，胃がんが多い（図1.1 (b) 参照）．

　次にアジア別のがん疾病をみてみよう．東アジアでは男性は胃がんが一番多い（図1.2 (a) 参照）．そして肺がん，肝臓がん，食道がん，女性では胃がん，乳がん，肺がんの順となっている．

　東南アジア，タイ・シンガポール・インドネシアはどうだろうか（図1.2 (b) 参照）．男性だと肺がん，肝臓がんの順番である．女性だと乳がんと子宮頸がんが多い．

　南中央アジア，つまりインドやスリランカでは東アジアとはずいぶん異なってくる．口腔がん，肺がんという順番である．女性も子宮頸がんが一番多い（図1.2 (c) 参照）．

　また，アジアのがんをみる場合には感染症も重要だということをIARC

(a) 男性

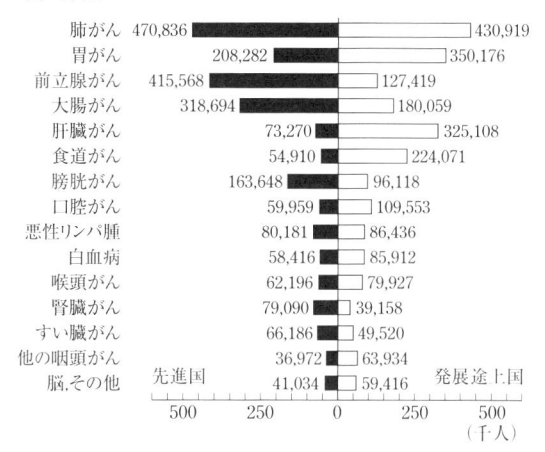

がん種	先進国	発展途上国
肺がん	470,836	430,919
胃がん	208,282	350,176
前立腺がん	415,568	127,419
大腸がん	318,694	180,059
肝臓がん	73,270	325,108
食道がん	54,910	224,071
膀胱がん	163,648	96,118
口腔がん	59,959	109,553
悪性リンパ腫	80,181	86,436
白血病	58,416	85,912
喉頭がん	62,196	79,927
腎臓がん	79,090	39,158
すい臓がん	66,186	49,520
他の咽頭がん	36,972	63,934
脳,その他	41,034	59,416

(単位：千人)

(b) 女性

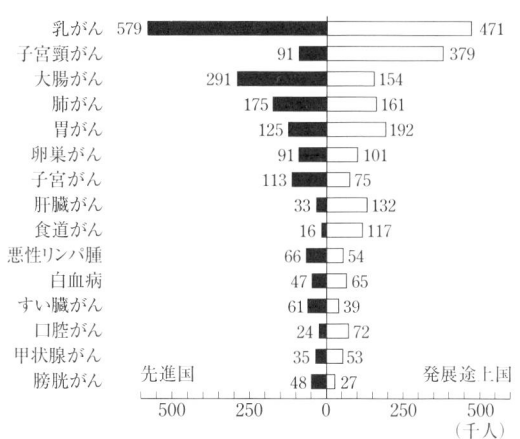

がん種	先進国	発展途上国
乳がん	579	471
子宮頸がん	91	379
大腸がん	291	154
肺がん	175	161
胃がん	125	192
卵巣がん	91	101
子宮がん	113	75
肝臓がん	33	132
食道がん	16	117
悪性リンパ腫	66	54
白血病	47	65
すい臓がん	61	39
口腔がん	24	72
甲状腺がん	35	53
膀胱がん	48	27

(単位：千人)

図1.1 貧富の差によるがんのパターン(*World Cancer Report*, WHO (2003)).
(a)：男性. (b)：女性. 各々の国の左側が先進国, いわば豊かな国. 右側が発展途上国, いわば貧しい国々である.

第Ⅰ部　日本の医療の課題と展望

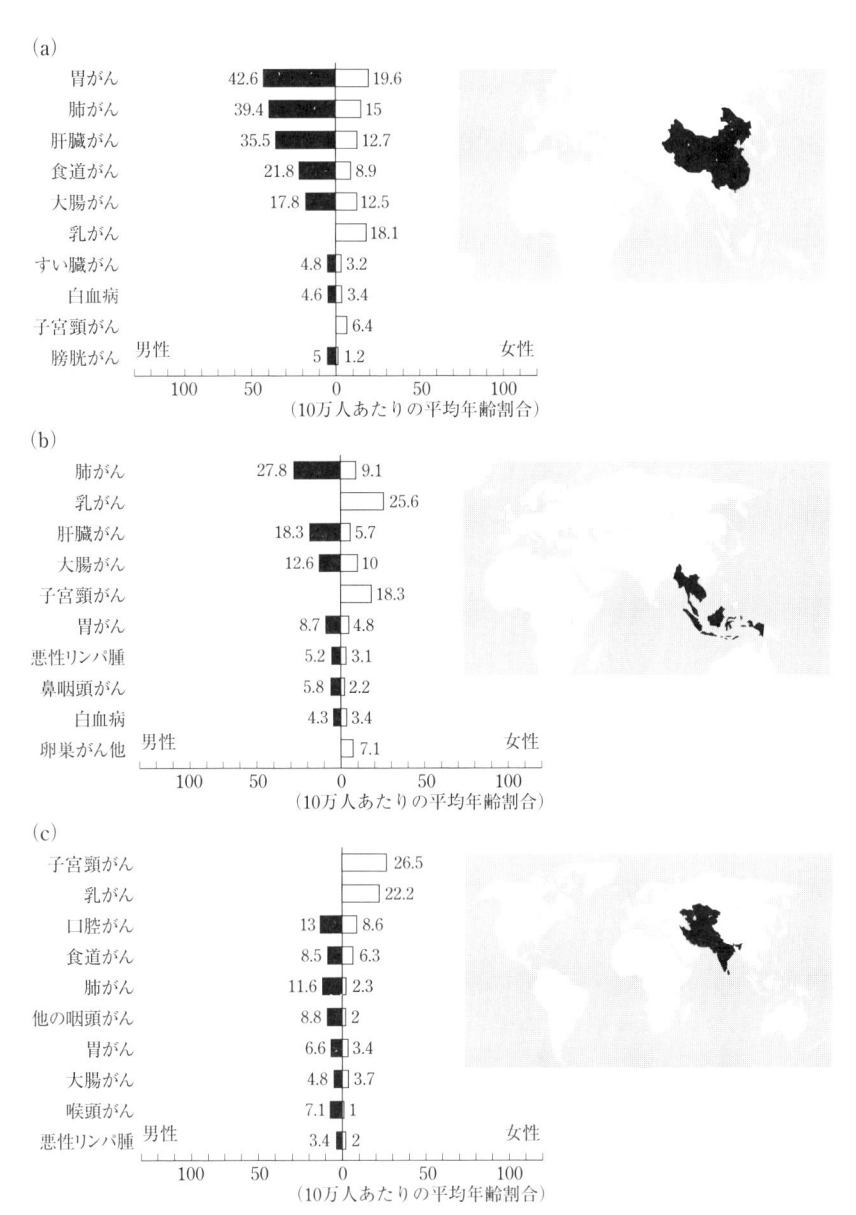

(a)

がん種	男性	女性
胃がん	42.6	19.6
肺がん	39.4	15
肝臓がん	35.5	12.7
食道がん	21.8	8.9
大腸がん	17.8	12.5
乳がん		18.1
すい臓がん	4.8	3.2
白血病	4.6	3.4
子宮頸がん		6.4
膀胱がん	5	1.2

（10万人あたりの平均年齢割合）

(b)

がん種	男性	女性
肺がん	27.8	9.1
乳がん		25.6
肝臓がん	18.3	5.7
大腸がん	12.6	10
子宮頸がん		18.3
胃がん	8.7	4.8
悪性リンパ腫	5.2	3.1
鼻咽頭がん	5.8	2.2
白血病	4.3	3.4
卵巣がん他		7.1

（10万人あたりの平均年齢割合）

(c)

がん種	男性	女性
子宮頸がん		26.5
乳がん		22.2
口腔がん	13	8.6
食道がん	8.5	6.3
肺がん	11.6	2.3
他の咽頭がん	8.8	2
胃がん	6.6	3.4
大腸がん	4.8	3.7
喉頭がん	7.1	1
悪性リンパ腫	3.4	2

（10万人あたりの平均年齢割合）

図 1.2　アジア各地域におけるがん罹患のパターン（*World Cancer Report*, WHO (2003)）.
(a)：東アジア，(b)：東南アジア，(c)：南中央アジア．

のデータは示している．

　がんの原因について有名な論文は，1981 年にドールとピトーが執筆したもの[1]で，その論文には，タバコが約 30%，食事が約 35%，感染症が 10% とされている．しかし最近のデータによれば 18% ほどで，アジア諸国ではがんの原因としての感染症はきわめて重要である．

　タバコは，1 本のタバコの中に 60 種類ぐらいの微量の発がん性物質が含まれている．それを直接吸い込むことによって肺に達したり，成分が唾液に溶けたものを飲み込んでしまえば食道がんや胃がんになったりする危険性が高まる．それから発がん性物質が血中に吸収されれば，体中を回り，腎臓から排泄され膀胱にたまれば膀胱がんになる．1 本のタバコに含まれる発がん性物質は微量であるが，それを 1 日に 20-30 本吸い，そうした生活を 20 年，30 年と続けていると，全身の多くのがんにタバコは関係してくる．

　感染症とがんの関係は 1：1 の関係にある．つまり感染症という原因がコントロールされれば，関連するがんもいずれ消えていく．わが国で感染症と関係があるがんとして，C 型肝炎と肝がん，胃の中のヘリコバクター・ピロリ菌感染と胃がん．子宮頸がんではヒトパピローマウイルス（HPV）の 16 型，18 型の感染が深く関わる．この 3 つが非常に重要である．

　HPV ヒトパピローマウイルスは，子宮頸がんの原因として実証された．ワクチン接種によって予防可能だが，アジア各国のがん対策としては，経済問題に行き着くことになる．

　B 型肝炎ウイルス（HBV），C 型肝炎ウイルス（HCV）は，肝臓がんの原因である．EB ウイルス（EBV）は，特に頭頸部あたりのがんの原因になっている．

　中近東ではシストソーマヘマトビューウム（*Schistosoma haematobium*）がみられる．寄生虫（シストソーマ）の感染が間違いなく膀胱がんの原因である．

　わが国では HTLV-1（ヒトリンパ球向性ウイルス 1 型）が日本の南部に多くみられる．このウイルスに感染すると成人 T 細胞白血病という成人型の

---

1) Doll, R. and Peto, R., *The Causes of Cancer*, Oxford University Press, New York (1981).

白血病に罹るが，数としてはそれほど多くはない．

　リバーフルーク（Liver flukes, 肝吸虫）はタイのコンケーン地方に多いが，これも一種の寄生虫で，生魚を摂取することにより肝臓内の胆管に感染するとがんになる．

　このように，感染とがんの関係は，感染を基にしてそこに炎症が生じ，慢性的な炎症にさらされることによって，サイトカインや活性酸素，NOなどがいろいろと関係し，がんに繋がっていく．いずれもメカニズムは明確になってはいないが，アジアでは感染症ががんの原因として大きく関わっていると言える．

アジアのがんに対する取り組み

　それでは，アジアではがんに対してどのような取り組みが行われているのだろうか．

　1つは「US・ジャパン・コーポレイティブ・メディカル・サイエンス・プログラム」（USJCMSP，日米医学協力計画）である．このプロジェクトは，1965年にリンドン・ジョンソン大統領と佐藤栄作首相の間で合意されたもので，2005年には30周年をむかえた．日中韓を含めた南東アジアに多い健康問題を日米の協力によって解決するために設立されたもので，設立当初は，結核，らい，ウイルス，コレラ，寄生虫が重要な健康問題として扱われた5部門だったが，2007年になって栄養異常，肝炎，環境型突然変異がん原物質，免疫，エイズが加わり，現在は9の分野に再編されて日米が共同して研究を進めている．

　これとは別に1974年から日米がん研究協力事業が進められている．がんに特化したプログラムと言える．そのほか2009年に筑波大学で赤座英之教授が主催し第20回を開いたAPCC（Asia Pacific Cancer Conference），先進的な論文を発表してきたがん臨床研究英文誌JJCO（Japanese Journal of Clinical Oncology）などさまざまな取り組みがある．2009年はアジアからの投稿が多かったが，残念ながら論文の質はあまり良くない．しかし，アジアでも日本，韓国，台湾の投稿論文の質が良い．

そして「エイジアン・ナショナル・キャンサー・センター・アライアンス」(ANCCA). これは日本の場合は国立がんセンターというように，韓国や中国などアジア各国を代表するがん研究機関の集まりである．その総長やディレクターが集まって定期的に会合を開いている．第1回会合は韓国のソウルで2005年4月に開かれた．これは大変成功し，2007年3月には東京の国立がんセンターで開かれるなど3年に1度会合が開かれている．

がんの経済負担

東北大学の濃沼信夫教授によれば，2007年の日本のがん医療費は2兆6,967億円で，国民医療費の7.8%とかなりの割合を占めている．濃沼教授は「コスト・オブ・キャンサー」(COC: Cost of Cancer) という考えも主張している．定義としては，「本来得られる生産性（賃金獲得額）の経済的損失がどの程度かを見るために，国民医療費に計上される直接医療費に入院や通院による労働生産力の低下，それに平均余命よりもがんで早死にすることによる逸失利益などの間接経費を加えたもの」と言えよう．

この定義にあわせてCOCを計算すると日本では2005年度のデータでは9兆6,822億円．これは国民総生産（GDP）の2%に匹敵する．がんという病気は日本経済に対して非常に大きな重荷になっている．がんの内訳でみてみると肺がんが約1兆5,000億円，胃がんが約1兆3,000億円，大腸がんが約1兆2,000億円となっている．

ちなみにアメリカの場合は，2008年には2,281億ドルで日本円に換算すると約21兆円．アメリカの人口は日本の2倍であるが，がんによる損失が日本と同じように巨額になっている．

同様の方法で，がん以外の疾病の経済的損失を算出すると，心臓病が約3兆5,000億円，脳血管疾患が約1兆7,000億円，糖尿病が1兆10,000億円と，がんがほかの疾病にくらべて群を抜いてコストがかかるということがわかる．もちろんがんは健康上非常に重大課題なのであるが，経済的インパクトも非常に大きいことがわかる．世界での経済的損失は90兆円に及ぶ．

ツールドフランスを7回優勝したランス・アームストロング氏は精巣腫瘍

で多発性後腹膜腔転移，肺転移，脳転移を経験し，抗がん剤治療と手術によりこの病態を克服し，5回目の優勝を果たし，さらに6回，7回と優勝したがんサバイバーである．彼はLIVESTRONG（リブストロング）という団体をつくっており，寄付を集めがん患者や家族のための支援を世界的に行っているだけでなく，研究援助もしている．ただ，残念なことに，最近ドーピングが明らかになりすべての栄誉を剥奪された．

　がんが及ぼす経済的影響については最近，WHO（世界保健機関）やUICC（国際対がん連合，Union for International Cancer Control）などが熱心に研究している．

今後の課題——がん登録・臨床試験・がん検診

　今後の課題であるが，1つはがん登録．地域がん登録はがんの罹患（発生）率を計測するための唯一の仕組みである．日本では宮城県，広島県，長崎県，大阪府が先駆的に取り組んできたが，がん登録は都道府県の事業であり国の事業ではない．一方で韓国ではがん登録を，がん対策法の中で国の事業として位置づけており，個人情報付きの医療情報を地域がん登録に利用できる．すでに日本の弱点を精査した上で対策を進め，きわめて精度の高いがん登録を実現している．

　もう1つの課題は臨床試験である．臨床試験は従来は欧米中心だったが，非常にグローバル化してきている．日本を含めアジアはこれまで取り残されてきたが，韓国やシンガポールが健闘しており，近い将来には中国もきわめて重要な地位になるだろう．中国はもともと人口の多い国ではあるが，1つの医療機関で5,000床というベッドを持っている病院がいくつもある．3,000床クラスで5，6カ所くらいだろうか．大きながん専門の病院もあり，政府が臨床試験をサポートしている．これだけの数のがん患者がいれば臨床試験の症例登録は短期的に可能である．

　ここでまたCOCが浮かび上がってくる．がんは健康問題であると同時に，経済的にも負担となるのである．経済負担，経済格差ががんの背景にあるということはWHOや，UICC，アメリカの対がん協会（ACS; American Cancer Society）が指摘している．ワクチン接種によりB型肝炎ウイルスの感染を予防できることは十分証明されている．世界的にもこの技術は確立しているのだが，ワクチンが高価なのでアジアやアフリカなどでは接種できない国も生ずる．HPVワクチンに関しても同様だ．グラクソスミスクラインとメルクという2つの会社がHPV16型，18型に対してワクチン開発に成功して，世界中100カ所で許可されている．これは3回打つと，一人あたり5万円かかるので，日本政府は5億円ほどの予算をつけた．このように，がん予防にはやはりお金の問題が生じる．平成26年度にはHPVワクチンが予防接種法の改正で，国策にとり込まれそうである．

　最大の問題は分子標的薬（がん細胞を狙って攻撃する治療薬）で，いずれも非常に高価である．アメリカのような豊かな国でも使い切れないのだから，ましてやアジアやアフリカで使うことは難しいだろう．

　がん検診が二次予防として重要であるが，これも貧しい国では先進国のような精度の高い検診は受けられない．たとえば先進国では子宮頸がんの検診で細胞診をしているが，インドやスリランカでは視診だけの有効性が検討されている．そのことでIARCは"Poverty is a carcinogen!"（「貧困は発がん物質である！」）という強い発言までしている．国が貧しいと，すでに開発されているがん医療を享受できないことになる．

　あらためて最初に述べた課題であるが，日本でもがん登録事業は都道府県の事業ではなく国事業にすべきである．

　がん登録は平成15（2003）年に成立した個人情報保護法第16条「利用目的による制限」と第23条「第三者提供の制限」において除外規定になった．本来ならば本人の同意がなくてもがん登録され，その診療情報はがん登録に使われることになっているはずだ[2]．個人情報保護法において第三者提供の本人同意の原則が優先するとの解釈もあったが，2004年1月の厚生労働省

2）　がん対策基本法第17条第2項「国及び地方公共団体は，がん患者のがんの罹患，転帰その他の状況を把握し，分析するための取組を支援するために必要な施策を講ずるものとする」
　　・付帯決議　第16項「がん登録については，がん罹患者数・罹患率などの疫学的研究，がん検診の評価，がん医療の評価に不可欠の制度であり，院内がん登録制度，地域がん登録制度の更なる推進と登録精度の向上並びに個人情報の保護を徹底するための措置について，本法成立後，検討を行い，所要の措置を講ずること．」

令健康局長通知でこれも適用除外とされることになった．

院内がん登録というものがある．これは，病院の中で精度の高いがん登録が実施され，それらを地域内で集めたものが地域がん登録であり，登録がん患者がその後生きているかどうか予後調査をする必要がある．しかし，東京都の場合，区役所に問い合わせても，個人情報保護法の観点から受け付けられないとか，地域のがん登録患者の予後情報把握のための住民票写しの交付申請でも1件当たり900円かかる．何百人，何千人と対象がん登録患者がいれば，これは地域がん登録の大きな阻害要因となる．東京都の場合はこれが問題になる．また，病院の設立主体によって適用される個人情報保護法も異なるというように，法的な仕組みも混乱している．この状況を打破するには，がん登録法をつくって，日本のがん登録を国の事業にすることが絶対に必要である．

アジア全体についても，がん登録があって初めていかにアジアでがんを捉えるかということになる．がん登録はがん対策の出発点である．アジアで多いがんの臨床試験をしなければならないし，世界同時臨床試験へのアジアの参加が必要である．現在，アメリカとヨーロッパを中心に世界同時試験を進めているが，アジアも参入していく必要がある．

わが国のがん検診受診率が低いことは大きな問題で，これに対処するには，がん登録を国の事業にすることと，がん検診も国の責任で進めること，「自分の健康は自分で護る」さらに国民の意識を変えることが大切である．

Q&A ── 講義後の質疑応答

Q がん登録，がん検診の重要性を知らなかったが，これをいかに広めていけばよいのか．

A やはり国の姿勢，そしてがん登録がほとんど知られていないことが問題だ．専門家とのギャップが大きい．

がんで死ぬ人を減らすためにがん検診をやらなければいけないのだが，そのためには対象人口の50％以上が検診を受けてくれなければいけない．しかし

日本では 20% ぐらいでずっと低迷している．これは国が行っていたがん検診を市町村に委ねたことが間違いだと思う．そんなにお金をかけなくてもよいのだから国の責任に戻せばいいだろう．韓国は日本の弱点を調べ上げて，2003 年にがん登録法をつくり，国ががん検診とがん登録を進めている．韓国は国民総背番号制度があるから，がん登録の精度が高い．がん検診についても 50% を超えている．

Q　日本ではなぜ臨床試験に消極的なのか．
A　さきほども話したように，韓国や中国では 1 施設で研究ができてしまう．韓国の研究者は臨床試験に対して非常に意識が高い．もう一点，日本の場合はコストが非常にかかる．日本でつくられた薬でも臨床試験をやる場合には，アメリカやヨーロッパで開始される．

Q　高齢者のがんについてどのように考えるか．
A　いまは国のがん対策基本法で，75 歳未満の人ががんで亡くなるのを 20% 減らそうということになっている．もう 1 つは，患者や家族の QOL（Quality of Life，生活の質）を高めるということ．これは言ってみれば，75 歳以上の人ががんになった場合，治すことを主目的としていないということを意味している．現に日本の 75 歳以上の人口は世界においていち早く 50-55% を超えるようになる．75 歳以上の人たち，まして 90 歳以上の人たちのがんを一生懸命治そうとするよりはそっと死なせてあげたほうがいい場合もある．苦しまないで亡くならせてあげることはこれから大事な目標になるのではないか．治す手段があるからと，患者さんの状況を無視して，それを全部適用するのは間違いではないかと私は思う．

第2講　医療制度の構図と日本の課題
―― 日本型超高齢社会をいかに迎えるのか

辻　哲夫（東京大学高齢社会総合研究機構特任教授）

　私は太平洋戦争を大きなことと受け止めている．この戦争で多くのアジアの人々が死亡した．日本人も非戦闘員を含めて300万人以上が亡くなっている．この数は前代未聞である．このような過去を経て私たちの今現在があることを私はつねに考えてきた．今後，平和なアジアをつくっていくためには日本は海外に貢献しなければならない．

　高齢化はアジアにとっても大きな問題である．日本は高齢化をこれからいかに迎えるべきなのか．がんについて私は専門家ではないが，がんは経済発展とともに増える病気でもある．アジアも今経済発展をしている．そこで経済発展と医療制度という枠組みで，がんをどのように捉えていくかという問題を抱えることになる．

　がんはできる限り予防したいものだが，予防はしきれない．日本の死亡者の3分の1ががんで亡くなっている．がんを日本でどう受け止め，将来，アジアにどのようなメッセージが持てるのだろうか．

　死亡原因として伝染性疾患がかなりコントロールされている中で，慢性疾患が主要な死亡原因に変わっている．これはどういうことかというと，非常になだらかな終末期を迎えるのは認知症である．大体がアルツハイマー型認知症だが，通常これは発症後10年ぐらいで死亡に向かう．一方，がんは再発後通常比較的に速いスピードで終末期を迎えることが多い．

　しかし両者とも死に向かう姿をいかに捉えるかという点では共通している．社会のシステム，社会の考え方はどのように変わっていったらいいのだろう

か．

　アジアも経済発展に伴い，医療制度を考えていく上で，日本の経験がアジア諸国の参考になることを願っている．

経済発展で日本の病気はどう変わったのか

　それでは経済発展にともなって，疾病や人口構造はどのように変わり，医療政策はいかに変わるのか．WHO（世界保健機関）でも，基本的には世界中が感染性疾患から慢性疾患構造に変容していると言っている．

　日本でも疾病の歴史的経過は明快な変化を遂げている．かつて死亡原因の第１位は結核であった．感染性疾患については，その後予防政策が進み，劇的な薬もできた．結核については栄養水準の向上が予防に貢献した．

　一方の慢性疾患はどのように変化しているのだろうか．昔は成人病と言われた脳卒中などだが，しょっぱいものを食べて，高血圧となり，脳の血管がいたんで倒れる．それから，虚血性心疾患，心筋梗塞や狭心症などで心臓の血管がいたむ．それとがん．小児がんもあるが，やはり歳をとるほどがん患者は増える．

　少し前までは脳卒中が死亡原因の第１位だったが，今では死亡原因の順番が，がん，心臓病，脳卒中となっている．

　結局，若くして亡くなる人が減少し，歳をとってからかかる病気の存在が大きくなってきた．だいたい男性は２人に１人，女性は３人に１人ががんにかかっている．がんによる死亡率は30％となり，一般的な病気になった．要するに，ほかの死因がかなり制圧され，最後に残った領域ががんなのである．

　がん以外の主要な病気は，心臓の病気や脳卒中系であるが，いずれも血管に関する病気である．心臓や脳の血管がいたむだけでなく，腎臓の血管もいたむ．糖尿病で目の血管がいたむ．そうしていまこのような血管病が我々の病気の中心に位置するようになってきている．おそらくこういう形でアジアの疾病構造も変化していくだろう．

第 I 部　日本の医療の課題と展望

急速に進む高齢化

　日本では平均寿命が延びており，かつては人生50年と言われていたが，今は男子79歳，女子86歳．それがまだまだ延び続けている．日本は世界で一番平均寿命が長い．アジア，インド，アフリカでも寿命が延びている．韓国，台湾の高齢化率はもうすぐ日本に追いつこうとしており，ものすごい勢いで平均寿命が延びている．つまり，感染性疾患が減少し慢性疾患が世界の中心となってきているのである．

　人口の高齢化率では日本はトップである（図2.1参照）．これは寿命が延びたということ以外に，子供が減ってきたということも原因である．2007年を境に人口は減少，つまり出生数よりも死亡数が多くなった．日本は急激なスピードで高齢化が進んでいるが，一方，ヨーロッパではゆっくりと進んでいる．

　日本と同じように高齢化が進んでいるのが韓国である．急激な経済成長を

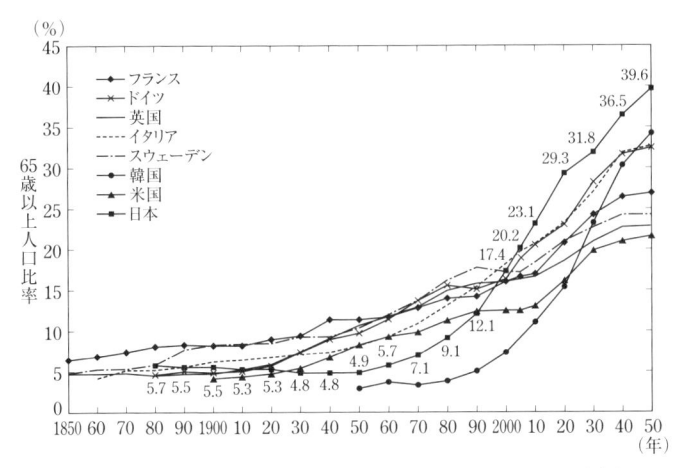

図2.1　主要国における人口高齢化率の長期推移・将来推計（国立社会保障・人口問題研究所『人口統計資料集（2009）』，国連 "2008年改訂国連推計"）．
65歳以上人口比率．1940年以前は国により年次に前後あり．ドイツは全ドイツ．日本は1950年以降国調ベース（2005年までは実績値）．諸外国は国連資料による．日本推計は「日本の将来推計人口（平成18年12月推計．出生中位（死亡中位）推計値）．

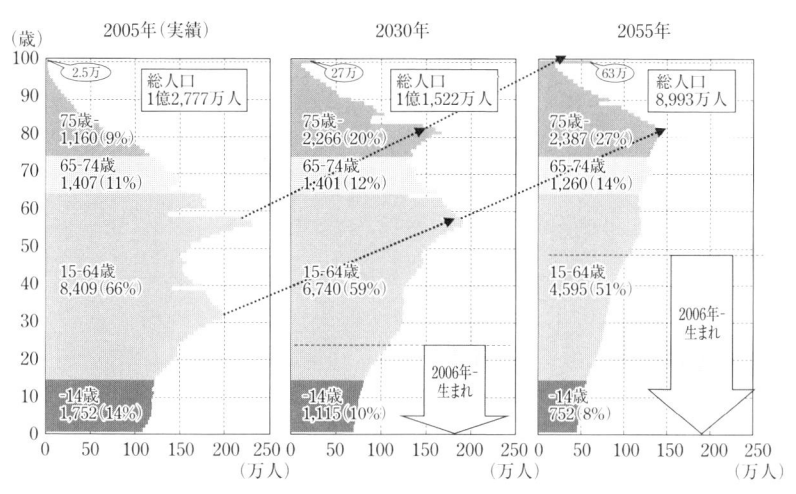

図2.2 人口ピラミッドの変化（2005, 2030, 2055年）. 平成18年中位推計.
2005年は国勢調査結果. 総人口には年齢不詳人口を含むため, 年齢階級別人口の合計と一致しない. 2030・2055年は国立社会保障・人口問題研究所「日本の将来推計人口」の出生中位・死亡中位仮定による推計結果.

したアジアでは，一挙に衛生水準や栄養水準が上がり，医療政策が整備され，一気に平均寿命が延び，また，出生数が減ったのである．このような状況に日本は先に対応しているので，貴重な先鞭としてアジアに何かを提供しなければならないだろう．

　医療が感染性疾病をおさえこみ，医療技術が進歩してくるとどうなるのか．若年層の死亡率が減っても，「100歳の壁」があり，時代が推移しても100歳程度になるとほぼ死亡する．今後はおおむね100歳の壁に向かって，ぎりぎりまで生存率を膨らましていくのだろう．そうなると，皆が長生きして人生90年が普通になったときに，今度は生活の質（QOL）が問題になってくる．医療の課題としては限界的な延命なのか，生活の質なのか．長くなった生命が本当に質のあるものなのか．人口ピラミッドをみてみると，子供の出生がどんどん減って，65歳から75歳までが横ばい，そして75歳以上が増え続けている（図2.2参照）．

　次に日本人の自立度をみてみよう（図2.3参照）．これは20年間，6,000のサンプルを調査した秋山弘子氏がとったデータである．男性は7割程度が

(a) 男性

縦軸: 自立 / 手段的日常生活動作に援助が必要 / 基本的&手段の日常生活動作に援助が必要 / 死亡
横軸: 年齢 63-65, 66-68, 69-71, 72-74, 75-77, 78-80, 81-83, 84-86, 87-89 (歳)
(10.9％) (19.0％) (70.1％)

(b) 女性

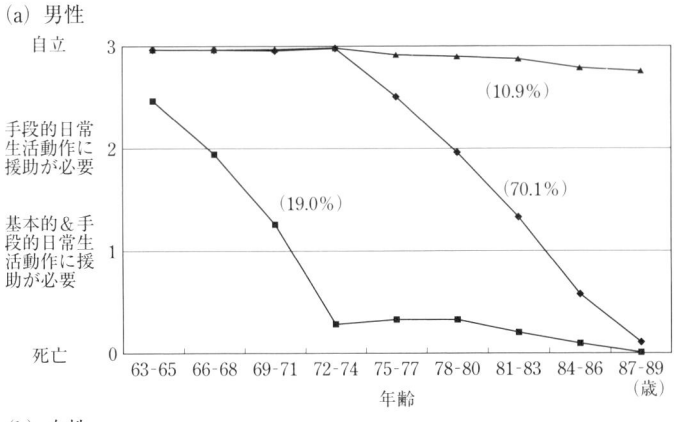

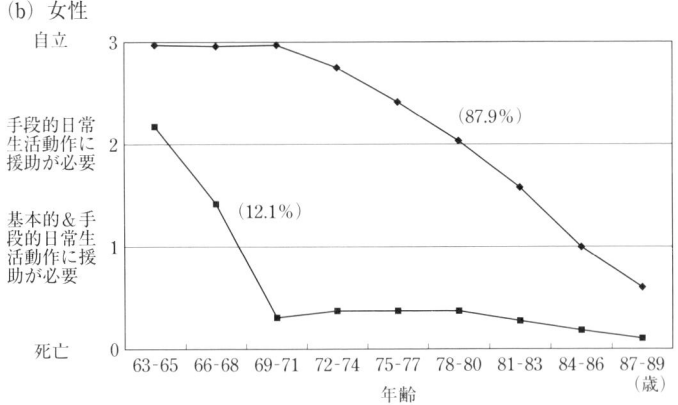

縦軸: 自立 / 手段的日常生活動作に援助が必要 / 基本的&手段の日常生活動作に援助が必要 / 死亡
横軸: 年齢 63-65, 66-68, 69-71, 72-74, 75-77, 78-80, 81-83, 84-86, 87-89 (歳)
(87.9％) (12.1％)

図 2.3 自立度の変化パターン（秋山弘子，『科学』，80 (1) (2010)）．
全国高齢者 20 年の追跡調査．

75 歳を過ぎると徐々に自立度が下がってくる．女性をみてみると 9 割近い人が男性より少し早い年齢から徐々に下がってくる．通常は足腰から弱っていく．認知症も増える．60 代で一挙に手足が麻痺して車いす状態になる人もいる．これは最もつらいことだが，原因は生活習慣病で脳血管がいたむことにある．したがって，生活習慣病を予防する．生活の質が落ちるのを防ぐということは非常に大切である．

　一方，徐々に自立度が下がっていくのは廃用症候群で，足腰から弱る．これらのことをできるだけ防ぐ．これは介護予防である．生活習慣病予防とと

もに要介護になるのをできるだけ防ぐことは，政策の方向として怠ってはいけないことである．

生活習慣病と行動変容の重要性

今の医学レベルでは脳卒中になっても生存率は非常に高くなった．一方において，大部分の日本人は虚弱な時間を経て死ぬ．

歳をとるほど生活習慣病は増えていき，生活習慣病をいかに予防するかが，これからの予防政策の柱となる．では，脳卒中などの原因である生活習慣病の予防はどのようにすればよいのか．

肥満症，糖尿病，高血圧症，高脂血症が俗に言う生活習慣病である．

生活習慣病はかつて成人病と言われていたが，最近はメタボリックシンドローム（代謝不調症候群）という共通項があることがわかった．内臓脂肪から分泌されるある物質が血管内の代謝を阻害し，その結果血管がいたむのである．内臓脂肪が多いと血管をいためるのだ．これが重症化し，脳卒中，虚血性心疾患，などになる．そうして要介護になっていく．

大事なのは，病気になる手前の処方箋である．これは1に運動，2に食事である．運動をしてカロリーを消費すれば内臓脂肪が減るし，筋肉を使えば代謝がよくなる．そうして適正な食事でカロリーを減らす．これが処方箋である．この処方箋を薬と併用すればさらに効いてくる．このような行動変容こそが未来の処方箋なのである．

WHOの事務局長はプライマリーヘルスケア（病気の予防）こそが最もヒューマニスティック（人道的）であると言っている．つまり危険から遠ざかる，遠ざけることが最も重要であると．それで基本的にはポピュレーションアプローチとハイリスクアプローチを組み合わせるのが最も効果が高いと言われている．ポピュレーションアプローチというのは住民啓発のことで，ゆっくりとしか効果は上がらないが，効果が持続すること．ハイリスクアプローチは，生活習慣病になりかけている人，なっている人に対して健診でスクリーニングをし個別にアプローチをすること．こちらは効果がでるのは早いが，行動変容が続かず，徐々に効果が落ちていく．

行動変容というのは，身の回りの環境を変化させると起こりやすい．たとえば健診で「あなたは太っているので，やせないと将来危険なことになりますよ」と指導しても，今痛みもかゆみもなければ，行動変容などやりたくないと考えるのが通常である．これに対しては地域で勉強会を繰り返し，家庭ではたとえば妻が勉強して知識を増やし，夫に説明すれば，健診を受けて指導を受けた夫の行動もだいぶ変わってくる．環境そのものを変えていくことが人々の行動変容を促進していく．

　このようなことを地域の特性に応じていかにやっていくか．これは，地域の文化をおさえながらやっていかなければならない．行動変容のための社会技術は非常に大切で，これが大きな効果をもたらす．

病院で死ぬことは幸せか

　一方で，年をとると要介護，要支援が増えてくる．これに対しては介護予防が必要であり，年をとると逆にしっかりと食べること，そして，できる限り動くということが必要である．このことについての地域の理解と個々人の行動変容を促すことが必要であり，それが人を幸せにするシステムとなる．

　日本では高齢者が増えているので死亡者も増えている．昭和40年代の年間死亡者数は80万人弱だが，今は100万人を超えて，将来170万人になろうとしている．昭和40年代は死亡者のうち75歳未満が3分の2と多くは若死にだった．ところが今は4分の1になろうとしている．皆が長寿になった．このような時代における医療のあり方とは何か．

　病院死亡率は高くなっており，8割が病院で亡くなっている．これは何を示しているのか．病院信仰だ．病院での治療技術が進歩した．そして，親を病院に入院させてできるだけのことをするのが親孝行であるという文化が進んできた結果，病院死亡率が上がってきた．そしてこの歴史というのは臓器別医療が進んできたということである．病院医療とは何かと言えば，通常は臓器別の診療科があり，そこに振り分けて治してもらう．病院では病気の原因となった臓器に着目して病気と闘う．これが今の医療である．これを思想的に言えば，病気と闘うとは死との闘いであり，延命である．病院というシ

ステムでは死は敗北なのである．しかし死亡者のうち4分の3が75歳以上という時代にこのような方法と考え方だけでよいのか．

　もちろん高齢者が増えると認知症の患者は増加する．認知症は，最初は直近の記憶が減り，古い記憶だけが残る．次に身の回りのことができなくなる．最後は嚥下能力がなくなって死ぬ．このような緩やかな死への過程に対して一定の理解が必要なのである．しかし，社会の常識としては周知されていない．

　今後，高齢者世帯のうち一人世帯は2025年に4割近くになる．他世代との同居は2025年にはたった3割である．これまでは，子供が親を介護するのがモデルになっていて，介護が難しくなると施設に入ってもらって我慢してもらっていた．しかし，今は一人暮らしや夫婦だけで住んでいることがメインの時代になっている．一人暮らしをしている人が，人らしく生活を続けるにはどのようなケアをしたらいいのか．これを本気で考えなければいけない．

　ケア体制の変遷をみてみよう．かつては特別養護老人ホームでは6人部屋，4人部屋が多かった．しかし，ユニットケアという形で独り部屋にしたほうが，人が閉じこもることが少なくなった．個室に寝てそれとは別に日中に過ごす共同空間をつくったほうが，歩く歩数も話す数量も増えたという研究結果が出た．結論から言えば，その人らしいライフスタイルを維持することがいいということがわかったのである．そこで厚生労働省では小規模多機能居宅介護といった住まいを基本とするケアシステムに基本を変えていこうとしている．

　この場合社会との関係を持っていることが重要視される．人間は社会との関係を持っているときに，笑顔があり，尊厳があり，自立がある．がんも含めてこういう関係を続けられるのが幸せである．

　終末期ケアで最も重要なのは生活の質なのである．病院にいると，病人だから朝から晩までしてはいけないということばかりだ．しかし在宅では，足下をペットがうろうろしているし，調子がよければビールも飲める．痛みをうまくコントロールできれば笑顔を続けられる．がんであろうが，認知症であろうが生活者たることが大切だと思う．高齢期に病院に入院するなど環境

を変えれば，寝たきりや認知症になりやすい．そうなれば家に帰れなくなる．生活の場に医療が及ばないのが日本の医療政策の大きな欠落点ではないか．

在宅医療の将来像

では在宅医療とは何か．主治医がいて，急変時にバックアップしてくれる病床があって，24 時間対応の訪問看護，24 時間対応の訪問介護，ケアマネージャーなどがいることである．これらがきちっと繋がったときに生活の場でがんばることができる．これを今，日本中でできるように，そのモデルづくりを千葉県柏市で試みている（「柏市豊四季台地域高齢社会総合研究会」）．ポイントは専門医として育った医師に在宅医療をやろうという動機づけをする研修をきっちりと行うことだ．相当緻密なプログラムが要求される．

それから医師のグループ化が重要である．日本の医療の大きな問題は一人開業医である．一人だから 24 時間の対応をする気が起こりにくい．たとえばイギリスの家庭医は 4，5 人単位だという．だから，1 人開業医をグループ化させることが重要だ．

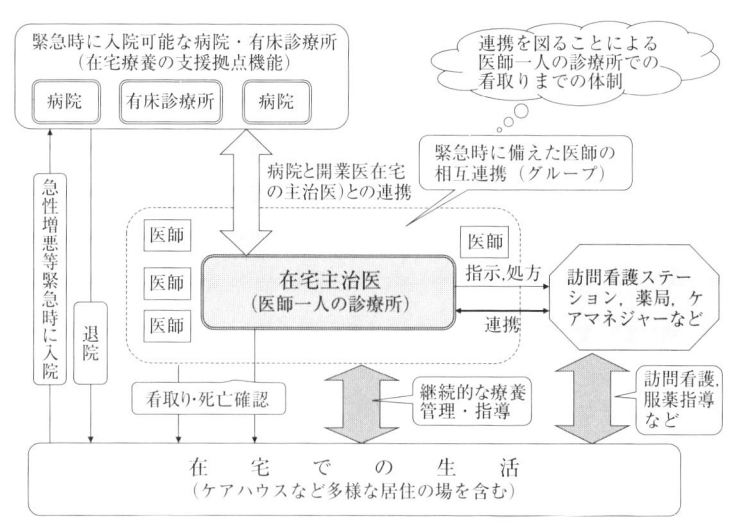

図 2.4 在宅医療（終末期ケアを含む）の連携イメージ．

そしてチームケアが必要だ．看護師が的確に対応すれば，医者はそんなに緊急を要することがなくなってくる（図2.4参照）．一方で，市民は在宅医療を知らないという問題もある．市民の啓発も必要だ．これらの課題を同時に解決するプロジェクトに柏市では取り組んでいる．

日本の医療の問題

　医療を誰にでも保障するためには経済的な仕組みをどうすればよいのか．通常は社会保険システムで保障される．これが日本の医療保険制度である．日本の医療制度の特徴は全国民に医療保険制度で医療を保障したという国民皆保険制度だ．保険証を持っていれば，病気という一番弱い立場になったときに医者が差別しない，平等性を持ったすばらしい制度である．しかもフリーアクセスだからどの医療機関でも自由に選べる．それから自由開業制であるため，医者は自由にどこにでも開業できる．
　一方で日本の医療制度の問題は病床過剰である．人口あたりの医師の数は世界で比較して著しく低くはない．看護師の数も同じである．ところが人口あたりの病床の数では日本は非常に多く，平均在院日数が長い．供給従事者数はあまり変わらないのに病床が多いため，病院の体制が薄くなっている．病床数あたりの医師や看護師の数が少ない．同時に，専門医に傾斜していて家庭医が少ない．増加する後期高齢者は，弱ると皆病院に行き，病院が追いつめられる．日本の医師不足とは基本的には勤務医不足であって，開業医の不足ではないのである．基本的に病院に対する集中が日本の医療を非常にゆがめているのだ．これを変えるために，在宅医療のできる家庭医を地域に配置して医療の機能分化を支えていく必要がある．また，日本では看護師の権限が弱いということもある．今後訪問看護師の能力と権限を強化しながら訪問診療をする在宅医療が普及すれば，日本の医療は再びよくなる．在宅医療の普及は日本の差し迫った改革であろう．
　ここで先ほども述べた柏市のプロジェクトをみてみよう．柏市が事務局になって，医師会，歯科医師会，薬剤師会，訪問看護連絡会，ケアマネージャー会などと話し合い，在宅医療の普及を進めている．やはりまとめるために

は行政が必要だ．少なくとも市ならば基本的に在宅医療システムで医師会とともにリーダーシップをとるべきである．

　超高齢社会においては多くの人は虚弱な期間を経て死に至る．その虚弱な期間も笑顔で過ごせるような形でいかに支えるか．がんというのもある意味では特別な病気であるが，同じような面があるというように捉えることもできるのではないだろうか．

Q&A —— 講義後の質疑応答

Q　在宅医療は重要だが，非常にハードルが高いのではないだろうか．

A　地方の場合にはそもそも地域に開業医がいないとどうしようもないが，1つは拠点病院を活用できないかということで，在宅療養支援病院ができた．地方も都市も究極は同じで，結局多くの場合我々は虚弱な期間を経て死ぬ．その生活の質をいかに保つか．一般的に虚弱な期間を経験するというのは歴史的にみてもひじょうに新しいことである．経済社会が成熟してはじめて起こりうることだからだ．ここでいかにダイナミックに価値観や社会の変容を起こせるか．私は起こしたいと思っている．

Q　独居に対応した介護は非常に重要だと思うのだが，大きな課題は何か．

A　基本的にはその人らしい生活，慣れ親しんだ生活をつくっていくことである．在宅の24時間定期巡回，随時訪問介護が必要だ．かりに施設内ならば3分待てばきてくれる．今後は地域の中でもう少しかかるけど在宅へ行くような緻密なケアシステムをつくる．結局最後はお金をかけてやらなければならないことだ．日本では24時間対応でも家族が一緒に住んでいると，ちょっと行きづらいところがある．しかし高齢者賃貸住宅で一人暮らしをしたらどうなったか．今までこなかった兄弟や友人が頻繁に訪ねてくるようになった．気楽に行けるからである．やはり一人で生きる社会を皆が気遣う社会をつくることが重要である．逆に病院で死ぬことを孤独死と言った人もいる．病院は人間関係があまりなく隔絶されているからである．自分はこう生きたいという自己決定をすることが，究極の一人暮らしが成り立つ基本である．

Q 日本が直面する高齢化についてどのように考えているか.

A 高齢化を乗り切るのは非常に難しい.しかしポイントの1つは国民負担率の引上げである.とくに介護に資金を投入することが大切である.経済の競争力を維持しながら相当な国民負担率と両立させることは可能だと考えている.国民の負担を上げてもよくなるという哲学に転換しなければならない.それができなければ急速な経済成長がもたらした超高齢社会を受け止め切れなかったという前例を,日本は世界に示すことになるだろう.

第3講　PMDA の機能と改革について

近藤達也（独立行政法人医薬品医療機器総合機構理事長）

　アジアにおける日本の医療の貢献は大きなものがある．外国への支援は経済的野心が伴うことが多いが，日本は戦争への償いがあり，世界の中で草の根支援をしてきた．おかげで世界からの信頼も得，高く評価されている面もある．いろいろな医療文化も海外に伝えてきた．

　日本には 2004 年に発足した医薬品医療機器総合機構（PMDA; Pharmaceuticals and Medical Devices Agency）という組織がある．米国の食品医薬品庁（FDA; Food and Drug Administration）の医薬品・医療機器部門と同様の組織であるが，日本の医薬品・医療機器の審査・安全対策関係の人員規模は FDA の 10 分の 1 程度である．

　私は，PMDA が設立して 4 年後の 2008 年に理事長に就任し，医学出身者としての考えを生かして，さまざまな PMDA の改革をしてきた．

PMDA の業務

　PMDA は大きく分けて 3 つの業務を行っている（図 3.1）．まず 1 つめは「医薬品等の副作用・感染による健康被害の救済」である．PMDA の救済業務の前身は，1960-70 年代にスモンなどの副作用が社会問題化したことを受け，副作用被害を受けた方を救うために発足した副作用被害救済基金である．PMDA では，医薬品等の副作用被害を受けた方の医療費，障害年金，遺族一時年金などの支給や特定 C 型肝炎感染被害者への給付金の支給などを行

第3講　PMDAの機能と改革について

```
┌─────────────────┐    ┌─────────────────────────────────┐
│ 医薬品等の副作用・感染 │───▶│ 医療費，障害年金，遺族一時金等の支給 │
│ による健康被害の救済  │    ├─────────────────────────────────┤
└─────────────────┘    │ 特定C型肝炎感染被害者への給付金の支給 │
                        ├─────────────────────────────────┤
                        │ スモン，HIVの被害者への健康管理手当等 │
                        │ の支給                          │
                        └─────────────────────────────────┘

┌─────────────────┐    ┌─────────────────────────────────┐
│ 医薬品・医療機器の   │───▶│ 治験相談・申請前相談              │
│ 承認審査          │    ├─────────────────────────────────┤
└─────────────────┘    │ 有効性・安全性の審査              │
                        ├─────────────────────────────────┤
                        │ 承認申請資料の信頼性調査          │
                        │ GLP・GCP・GMPへの適合性調査       │
                        └─────────────────────────────────┘

┌─────────────────┐    ┌─────────────────────────────────┐
│ 医薬品・医療機器の   │───▶│ 安全性情報の一元的収集・データベース化│
│ 安全対策          │    ├─────────────────────────────────┤
└─────────────────┘    │ 安全性情報の科学的評価分析・調査検討 │
                        ├─────────────────────────────────┤
                        │ 情報の提供・消費者くすり相談        │
                        └─────────────────────────────────┘
```

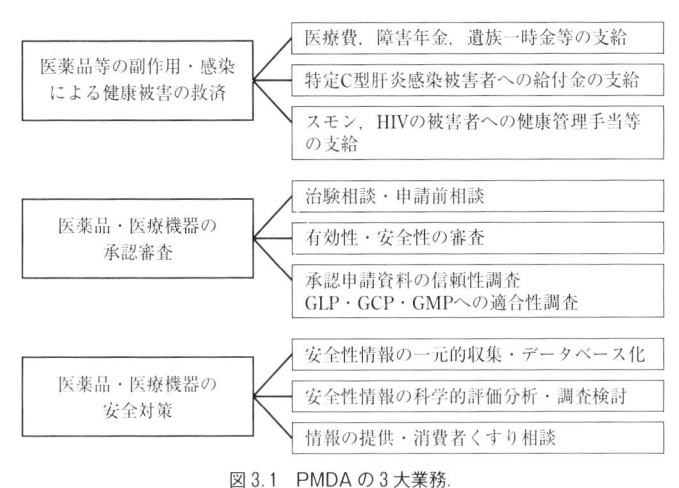

図 3.1　PMDA の 3 大業務.

っている．

2つめは「医薬品・医療機器の承認審査」である．新薬等の有効性・安全性を審査する．また，治験・実験のやり方，製造工程が基準を満たしているかどうかを調査している．

3つめは，「医薬品・医療機器の安全対策」である．大丈夫だと思っていた薬に副作用が出たり，副作用以外にも影響が出たりするようなことがあれば，それを早めに察知し，情報収集・分析を行う．そして患者や医療従事者への迅速な情報提供，などを行っている．

以上の「審査」（リスクの抑制），「安全」（継続的リスクの最小化），「救済」（発生した被害の救済）をPMDAではセイフティ・トライアングルと呼び，3つの業務を通じて国民の健康・安全の向上に取り組んでいる．これは日本独自のシステムである．

厚生労働省とPMDAの役割分担

次に厚生労働省とPMDAの役割分担について説明する．厚生労働省は行政措置を行い，実際に行政処分なども行うことができる．また，救済判定や回収・緊急安全情報発信の指示などを行っている．

第I部 日本の医療の課題と展望

> わたしたちは，以下の行動理念のもと，医薬品，医療機器等の審査及び安全対策，並びに健康被害救済の三業務を公正に遂行し，国民の健康・安全の向上に積極的に貢献します．
>
> ・国民の命と健康を守るという絶対的な使命感に基づき，医療の進歩を目指して，判断の遅滞なく，高い透明性の下で業務を遂行します．
>
> ・より有効で，より安全な医薬品・医療機器をより早く医療現場に届けることにより，患者にとっての希望の架け橋となるよう努めます．
>
> ・最新の専門知識と叡智をもった人材を育みながら，その力を結集して，有効性，安全性について科学的視点で的確な判断を行います．
>
> ・国際調和を推進し，積極的に世界に向かって期待される役割を果たします．
>
> ・過去の多くの教訓を生かし，社会に信頼される事業運営を行います．

図 3.2　PMDA の理念．

一方，PMDA は情報を科学的に評価している．たとえば，副作用情報であれば，その受理・収集・整理・調査などを行い，その評価結果を厚生労働省へ報告している．PMDA も規制当局の一翼を担っているという認識を持っており，両者は密接，かつ強力な連携関係にある．

私は PMDA の理事長になってから，これまでいくつかの改革を実施してきた．1 つは役職員の意識改革である．共通の目的を持つことが必要だったので，PMDA の理念を策定した（図 3.2）．患者のために「より有効で，より安全な医薬品・医療機器をより早く医療現場に届ける」ということだ．PMDA は厚生労働省，大学などのさまざまな分野から，人材が集まっている機関である．最新の専門知識と叡智を持っている人材を育てながら，国民の健康を守ることを絶対的使命感として医療の進歩を目指すことになった．理念の策定により，PMDA の目的が明確になった．

また，薬学だけでなく，医学・生物統計学・工学分野の人材採用を加速させた．さらに，連携大学院制度を導入した．

ドラッグ・ラグ（海外で使用できる薬が日本で使用できない状況）の解消にも取り組んできた（表 3.1）．今では，予想以上に早く新薬が承認されたた

表 3.1 日米間のドラッグ・ラグの試算.
申請ラグ：当該年度に国内で承認申請された新薬について，米国における申請時期との差の中央値.
審査ラグ：当該年度（米国は暦年）における日米間の新薬の総審査期間（中央値）の差
ドラッグ・ラグ：申請ラグと審査ラグの和

	平成 18 年度	平成 19 年度	平成 20 年度	平成 21 年度
申請ラグ	1.2 年	2.4 年	1.5 年	1.5 年
審査ラグ	1.2 年	1.0 年	0.7 年	0.5 年
ドラッグ・ラグ	2.4 年	3.4 年	2.2 年	2.0 年

め，製造が追いつかない事例が出るほどにドラッグ・ラグは解消されてきた．審査期間については，平成 20 年度には 22 カ月かかっていたものが，22 年度には 14.7 カ月にまで短縮した．しかし，さらなるラグの解消を目指し，相談業務の充実を図り申請前から申請者にアドバイスを与えることにより，申請後の審査がスムーズに進むよう取り組みを行っている．一方，医療機器についてはまだ発展途上であり，人材の対応が遅れていると言えよう．

レギュラトリーサイエンスの本格的振興

もともと規制とは国民の生活を安全かつ公平に保つために必要な手段である．厚生労働省および PMDA の規制は，国民の健康を守るための手段であり，社会生活と新しい技術を調和させていこうとするものである．そこでレギュラトリーサイエンス（Regulatory Science，評価の科学）という考え方を採用した．

1987 年に内山充氏が薬事の世界では初めて提唱した「レギュラトリーサイエンス」とは，「科学技術進歩の所産のメリットとデメリットを予測・評価する方法を研究し，社会生活との調和の上で，最も望ましい形に調整 (regulate) すること」である．規制に評価基準を導入する際に，その評価基準を科学的に設定しようということだ．社会学や科学をあわせた総合科学とも言える．

今，このレギュラトリーサイエンスという言葉が世界を席巻しているが，この言葉を国外的に普及させたのは PMDA と言える．今では日本は世界有

数のレギュラトリーサイエンスの国として評価されている．

レギュラトリーサイエンスは3つの柱で定義される．1つめは「評価方法の改善」である．薬の有効性や安全性の変化を科学的な方法で評価する．2つめは「多要素とのバランス」．リスクと利益のバランスである．3つめは「トランスレーショナルリサーチへの対応」である．新しいものをいかに形にするか，いかにそれをサポートするかである．PMDAでは2009年にはレギュラトリーサイエンス推進部を設置，2010年10月にはレギュラトリーサイエンス推進部に研究課を設置した．

どんな薬にも副作用がある．したがって，薬によって，どのような疾患にどの程度の効果が得られ，どの程度の副作用が発現するのか，また，効果と副作用のバランスがどの程度であれば，国民の健康に役立つのかを評価しなければならない．たとえば，後遺症が残るような重大な副作用が発現する可能性がある一方で，致死的な疾患の治療薬になりうる化合物があるとする．このメリット・デメリットの両面性をもつ化合物を国民に提供すべきか．提供する場合は，どのような対策を行うべきか．提供しないことを選択すれば，副作用が生じる患者はいないが，病気からも救えないことになる．このように，多他要素とのバランスを検討することもレギュラトリーサイエンスである．レギュラトリーサイエンスでは，さまざまな分野の専門家や被害者の会の方々と対等に議論することも重要であることから，学会もつくった．さらに，先にも述べたように，PMDAのスキルアップを図るために連携大学院を7カ所の大学（山形大学，筑波大学，千葉大学，武蔵野大学，横浜市立大学，岐阜薬科大学，神戸大学）と結んだ．

このようなレギュラトリーサイエンスの考え方と取り組みにより，PMDAは医薬品，医療機器が将来，国民にいかに役に立つかを予測し評価していきたいと考えている．

創薬・創医療機器

PMDAでは，欧米やアジア諸国，諸国際機関との連携の強化，強力関係の構築にも注力している．職員は日常的に外国に行くし，年に6, 7回は国

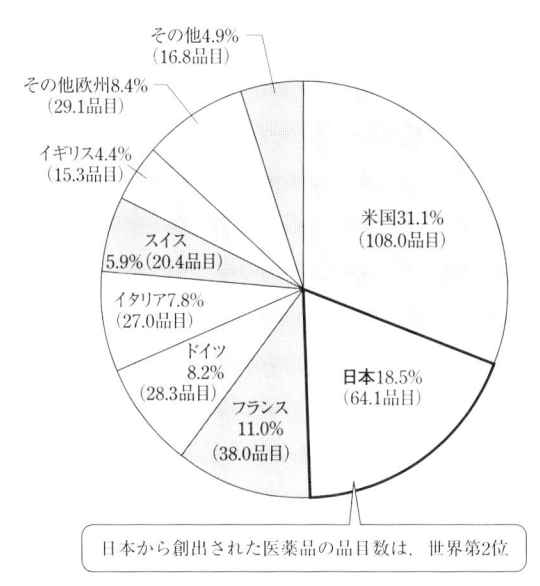

図 3.3 New Class の医薬品（347 品目）の創出国（Pharmaprojects，米国特許商標庁，欧州特許庁のデータをもとに作成．医薬産業政策研究所，『政策研ニュース』，No. 29（2010））．
日本から創出された医薬品の品目数は，世界第 2 位．

際会議がある．国際共同治験に係る相談業務も年々増えているし，国際共同治験に係る治験計画届出件数も増加している．

　世界で通用する New Class の医薬品（347 品目）に関係した特許に記載されている発明者の所在地を創出国として集計したところ，日本から創出された医薬品は米国についで世界 2 位となっている（日本は 64.1 品目で 18.5% を占める．図 3.3 参照）．シーズという基礎的な部分においては，日本は世界トップレベルである．これらの日本のシーズを生かし，日本発の革新的医薬品・医療機器の創出に繋がるよう，PMDA では 2011 年 7 月から薬事戦略相談という相談業務を始めたところである．これについては後述する．

　私は以前，国際医療センターで 1995 年までエイズの治療研究をしていた．エイズの先端医療は困難を伴うものであったが，エイズウイルスに関する研究が進み，治療薬が急速に開発されていった．

この病気の研究を通して私は2つのことを学んだ．1つは薬害の怖さである．そしてもう1つは，新薬を開発するということが，これほど希望を与えるのだということである．これがPMDAにおいて財産になっている．

バイオマーカー発見の遅れ

今，新薬の開発は非常に整ってきており，ここ10年，低分子の薬の開発は盛んに行われている．しかしながらバイオマーカー（Biomaker, 生物指標化合物）はほとんど手つかずの状態である（図3.4参照）．患者さんにその意義と将来の発展の可能性について合意してもらい，患者さんから検体試料の提供を受けてバンクをつくり，利用は公的なルールのもとで行うような仕組みが必要だと考えている．PMDAでは，2009年からはファーマコゲノミクス・バイオマーカー（バイオマーカーを用いて薬剤の感受性や副作用との相関を調べること）相談制度を開始した．

それから合理的医療機器の創意工夫が求められる．医療機器はコンセプトが最も重要である．大学や研究所が独自のベンチャー組織をもつARO

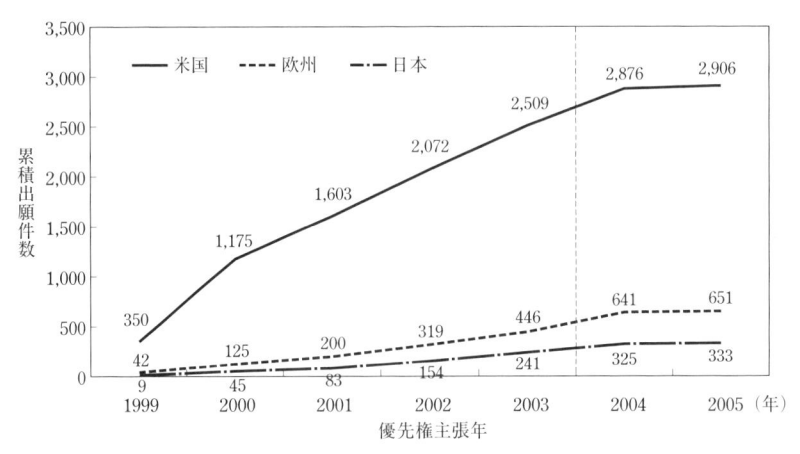

図3.4 診断に関するバイオマーカー特許の累積出願件数（医薬産業政策研究所，「バイオマーカー関連研究分野の特許出願動向からみた創薬プロセスの効率化に向けた日本の課題」『リサーチペーパーシリーズ』，No. 46（2009））．

(Academic Research Organization, アカデミック・リサーチ・オーガナイゼーション) が大切である．いろいろな研究費を利用して，自分たちが育てた研究をシーズの段階から大企業にまで目を向かせるレベルにもっていくことが必要である．

PMDAの新規事業

2011年の新規事業は2つある．1つは「医薬品・医療機器薬事戦略相談」，もう1つは「医療情報のデータベース基盤整備事業」である．

まず「薬事戦略相談」であるが，たとえば，医薬品では，開発初期段階から今後の新有効成分含有医薬品の承認に向けて，事前の面談をふまえ，必要な試験などについて，データの評価を伴う案件の相談を行う．一定の要件に該当する大学・研究機関・ベンチャー企業については，相談料を低額にし，2011年7月1日から運用を開始した（図3.5参照）．

もう1つの「医療情報データベース」であるが，2010年4月に提言された「薬害再発防止のための医薬品行政等の見直し」において，薬事行政，薬害防止の安全対策の向上のためにデータベースをつくる話が出た．そこで，東京大学病院を含めた全国の大学病院など5カ所，1,000万人規模の電子的医療情報（データベース）を構築するとともに，PMDAが情報分析システムを構築することになった．これによって，従来は10万人に1人しかかからないような病気について把握できなかった情報が，1,000万人集めることによって正確かつ詳細に情報を得，迅速な評価を行うことが可能になる．

最後に「産・官・学・民の健全な連携」についてお伝えしたい．あえて「民」という言葉を入れたが，企業中心ではなく，情報を公開しながら国民と一緒になって薬を開発していかなければならないからである．そのためには，「透明性，公平性，倫理性の確保」が絶対必要である．人材の相互交流や流動性も必要である．日本の場合は，官，民という意識が強すぎる．人材の流動性が高まれば，あるときは国民であり，あるときは官であり，あるときは学生となる．これにより，各職域が合理的に活性化し，日本の先進性がより強調されるだろう．そういう意識改革をしていくことが重要である．

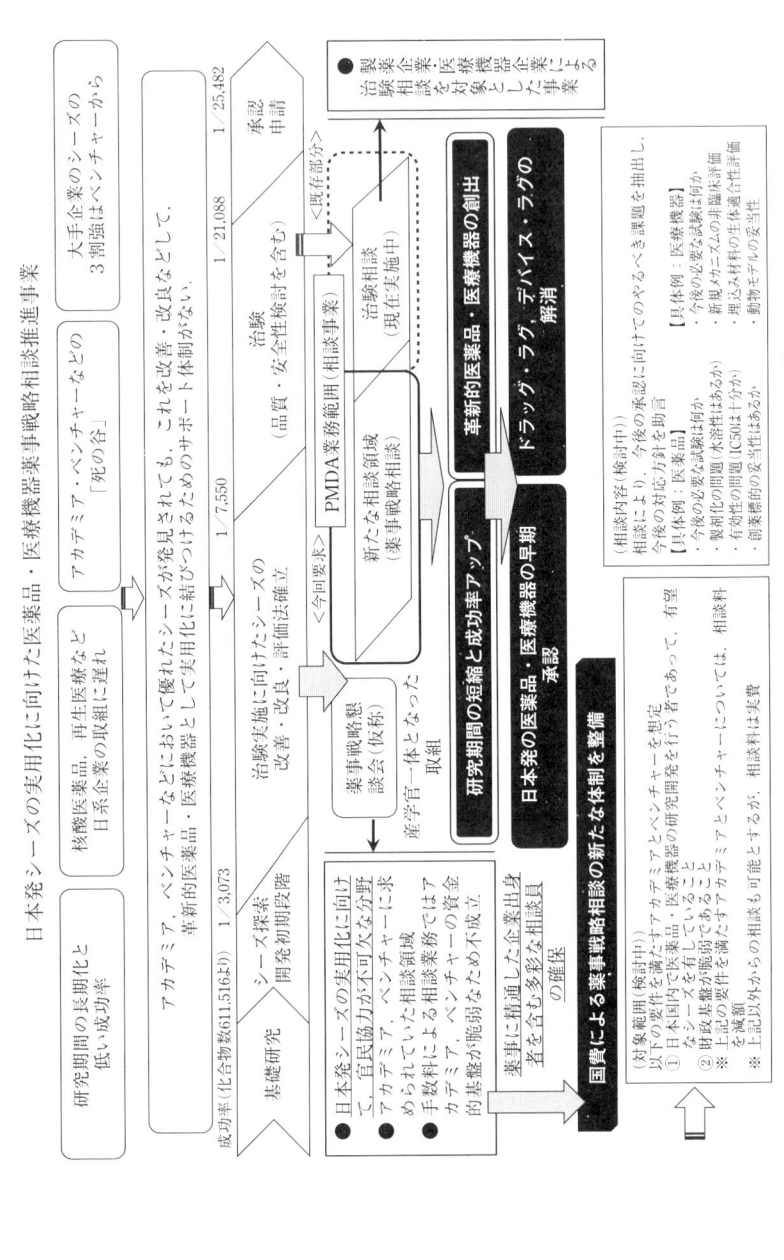

図3.5 健康長寿社会実現のためのライフ・イノベーションプロジェクト．

Q&A ──講義後の質疑応答

Q 薬の開発において，いかにして国民の参加をあおぐのか．
A 薬を開発するという行為は社会奉仕である．国民には薬の反応についてもしっかり認識してもらい，参加してもらいたいと思う．そうすることで社会は進化していくのではないだろうか．一番問題なのは患者の検体である．検体から大発見に繋がるかもしれないのに，勝手に触るなと言われれば動きづらい．検体は大事な資産なので，相手にも理解して了解してもらえる仕組みをつくっていかなければならないだろう．

Q 薬を使っている現場と審査の両方をやることで公平性は担保できるのかが疑問である．
A 審査の段階から世の中に薬が出て行くまで，公平性を保つことができる根拠はある．大事なことは企業や利害関係者との接触禁止である．これに違反したら厳しく懲戒処分される．PMDA では，職員の倫理行動を規定し透明性を重んじている．

　また，薬害と副作用は違うことを理解いただきたい．副作用は，本来の治療目的とは異なる作用のことである．一方，薬害というのは，副作用への対策が不適切であったために，防げた被害が拡大してしまった現象である．医師が適切に診察・検査すれば，医薬品の副作用による健康被害なのかどうかわかる場合がある．万が一，健康被害があった場合に，患者が適切に救済制度を利用できるよう，多くの医師に制度を知ってもらえるよう，PMDA では制度の普及活動にも注力している．

Q PMDA で理念を明確にしたことで具体的に何が変わって，どのような効果があったのか．また，今後の展開は．
A 職員たちが自分たちのおかれている状況を把握して仕事をしているという再認識ができるようになった．職員同士が違う方向にいきかけても，バックグラウンドが同じだと意識できるから，間違った方向にはいかない．欧米ではこういう理念やメッセージがないと信用されない．「ヒポクラテスの誓い」の文章のひとつを言えば，「患者のためにならないことはしてはならない」．これにつ

きる．私たち PMDA もやはり基本的に患者の立場に立ち，よくないことはしてはいけないと考えている．

　また，今後の展開であるが，一番大事なことは日本，中国，韓国で新しい医薬品・医療機器が開発された場合に，お互いのメリットになるレベルの高い治験を共同で行うことだと考えている．1990 年代に，治験を科学的にしようと ICH（International Conference on Harmonisation of Technical Requirements for Registration of Phamaceuticals for Human Use）という会議が導入され，やっと国際的に医薬品開発について共通の土台ができた．もはや ICH なしでは薬の開発はできないようになっている．1997 年になると ICH で合意された GCP（Good Clinical Practice，医薬品の臨床試験に関する基準）が日本にも導入された．すると病院では IRB（Institutional Review Board，治験審査委員会，施設内倫理委員会）が求められるようになった．治験の利益相反，治験の内容が正しいかなどを，調べるようになった．国際的基準と当時の日本の状況に乖離があったことから，治験の数が急激に下がった．これがドラッグ・ラグの最初だ．

　ICH-GCP 基準は日本の医療の環境，医療体制を変えた．日中韓でこの制度を利用すれば，アジアの医療環境もよくなるだろう．

第4講　市場主義は医療にふさわしいのか

金子　勝（慶應義塾大学経済学部教授）

小泉「構造改革」の本当の失敗

　小泉純一郎政権（2001-2006年）の「構造改革」は「痛みを伴う改革」「改革なくして成長なし」をスローガンにしてきた．
　それ以降の名目GDP（国内総生産）の推移をみると，日本以外の先進国では伸びており，中国は非常に伸びている．一方，日本は「失われた20年」と呼ばれているように，名目GDPは10年前で500兆円，今も500兆円前後でほとんど増えておらず横ばいになっている．
　それでは実質GDPはどうか．名目GDPから名目の物価上昇率をさしひいたものが実質GDPだが，多くの国では物価が上昇しているので，実質GDPとなると下がってくる．ところが日本はデフレ傾向が続いているので，実質GDPでは日本は浮上してきて，先進国にまぎれてしまう．1990年代半ばから2000年代にかけて，こういう現象が続いている．
　1人当たりのGDPで言えば，OECD加盟国で日本は1990年代には2位から5位を保っていたが，小泉「構造改革」直前の2000年には3位だったのが，小泉「改革」が終わった2007年には第19位にまで落ちている．
　小泉「構造改革」の失敗は，格差や貧困を生み出しただけではなく，日本の成長力，国力低下ももたらした点にある．しかし，改革が失敗してその失敗の責任が問われておらず，反省も総括もないため，日本は方向転換ができないでいる．

深刻なことは世界一だった日本の製品のシェアが，2000年代に入ってその地位をどんどん落としているという点だ．もちろん中国や韓国のキャッチアップはあるが，日本の産業自体の衰退が激しい．たとえば，1990年代まで日本がリードしてきた電機産業の地位低下は著しく，再生の展望はみえてこない．1990年代には，日本にも世界でリードしている産業はいくつも存在した．携帯音楽プレーヤーやDVDプレーヤーや液晶パネル，携帯電話もそうだが，スーパーコンピュータ（スパコン）や半導体産業も日本は韓国や台湾に抜かれてしまった．また太陽電池ではシャープが世界1位，京セラが世界2位，そして三洋，三菱電機とトップ5のうち4社が日本企業だった．

たとえば，1990年代初めにサムソンがDRAM（記憶保持動作が必要な随時書き込み読み出しメモリー）に参入してきた時点で，本来ならば日本は高付加価値なマイクロプロセッサーにシフトし，攻勢にでなければならなかった．しかし，バブル経済が崩壊したために企業はリスクをとらずにリストラを繰り返し，ひたすら内部留保をため込む守りの経営に入ってしまった．そして，日本企業がリストラした技術者を韓国，台湾などの企業が雇ったため，キャッチアップを加速させてしまったのである．

次世代スパコンとものづくり

次世代スパコンは決定的に遅れをとっていったため，IT革命から取り残されてしまった．日本はベクター型というスパコンで世界一のシェアを誇っていたが，1990年代後半には，スパコンはベクター型からスカラー型へと移行していた．このスパコンの発達で，デバイスを小さくするために外部記憶を用いるクラウドコンピューティングが盛んになっており，省エネルギー化も進んでいる．これでグーグルやアマゾンなども大きく成長していった．にもかかわらず，2000年代に入っても小泉政権時代には，国をあげて「地球シミュレータ」などのベクター型のスパコンに，何百億円もの税金を投じていた．

2011年に富士通のスカラー型スパコン「京」ができて，ようやく計算速度では世界1位となったが（ただし，2012年には，「京」は3位に転落），

CPUは米インテル社である．このように日本製品の国際競争力が2000年以後，決定的に揺らぎだした．

　重要なことは，コンピュータの大容量化・高速化・小型化がものづくりに決定的に影響を及ぼすようになっていることだ．携帯音楽プレーヤーだけでなく，コンビニのPOSシステムではレジスターからトラクターまでがその端末となっている．放射能の拡散を予測するSPEEDIからゲノム創薬までスパコンが不可欠になっている．2000年にヒトゲノム（人の遺伝子）がすべて解読されたことにより，薬が標的とするタンパク質が明らかになったので，薬の開発（創薬）にスパコンによるシミュレーションが組み込まれている．優れたスパコンならば，それだけ計算速度が早くなる．日本のスパコン開発が遅れれば，世界レベルの競争において日本のゲノム創薬も遅れをとるのである．

新興衰退国の背景

　1990年代にバブルが崩壊し，その後に起きたことは何だろうか．まず何より不良債権処理問題から東京電力の福島第一原発事故まで，経営者がだれも責任をとっていない．その中で，バブル崩壊後，「人員の過剰」「設備の過剰」「債務（借り入れ）の過剰」という3つの「過剰」を削ることが強調された．そして「選択と集中」と称して，リストラした技術者が台湾・韓国・中国などに流れていく一方，いろいろな分野に長期的視野にたって技術開発投資をすることをやめていく．円安をすすめ賃金を下げて雇用を解体して，上場企業はひたすら輸出だけで稼ごうと動く．その結果あがった利益を，企業は一部を海外に投資する以外は内部留保として溜め込んでいった．それがまたデフレを強めるという悪循環をもたらした．

　だいたい家計の貯蓄率は1990年代でも8％あったが，徐々に低下していく．その代わりに企業が5％ほど溜め込むようになった．大企業は買収されないように，合併を繰り返し，内部留保を溜め込んで株価を上げようとする．必要な技術は企業買収すればよいとされ，企業の研究所も減少させていく．大学でもポスドクが膨張され，こうして若手研究者は職がなくなる現象が普

遍化していったのである．

　技術開発とはすぐに成果のあがるものばかりではない．また 10 の開発した技術のうち 1 つでも売れればよいという面もある．自社開発すれば，失敗も含めて開発過程のノウハウも蓄積できる．しかし残念ながら，当面儲からなくても設備投資をしようとか，従業員を育てようとか，下請け企業の底上げをしようとか，中長期的で前向きな投資がなくなっている．企業は目先の価格競争ばかりに走り，衰退していくばかりだ．これらが日本という「新興衰退国」の背景にある．

医療現場の衰退と DPC

　医療の場合，研究だけでなく実際に医療が供給されている現場である．病院や患者と医療の関係は小泉「構造改革」でどのように変わったのだろうか．
　小泉政権下の 2005-2006 年に医療と介護の大幅な制度改革が行われた．経済学が医療の領域にも登場することになったのである．その結果，インセンティブ，目の前の成果主義という考え方を医療に持ち込んでしまった．
　まず 2002 年に診療報酬の引き下げが起きた．もう一つは，医療にさらに分業体制が持ち込まれたことである．次々に高度医療をしたほうがはるかに効率がよいと考え，高度な手術は急性期を専門にする病院に集中し，リハビリという回復期を専門にする病院，慢性疾患を抱える慢性期の患者を扱う病院が再編された．
　急性期では医者と看護師の比率を患者に対して高くして 7 対 1 にした．慢性期だと 15 人に 1 人の医者でいい．そして診療報酬は入院日数が長くなると減るような仕組みが導入された．その結果，平均入院日数は次第に短くなっている．入院が長びくと入院基本料が下がり，診療報酬が下がるわけだから，病院は患者をできるだけ早く退院させようとする．それによって，医療費を抑えようとしたのである．だが，医者がよい医療をするということを狭くとらえ，医療と医療制度の違いが十分に考えられていなかった．
　これまで入院した病院の主治医が事実上のかかりつけ医になって面倒をみていたのに，手術が終わればそれで関係は切れてしまう．これが医療に対す

る不信感を生む．一方で，医療過誤を隠して訴訟が頻発する．こういう現象を背景にして「手術数の多い病院ランキング」という類の医療ランキングの本が売れたりする．病院はランキングを上げるように動く．ひどい例になると，生活保護者を連れてきて手術をするなど，たくさんの人を手術して回復させれば点数が高くなる．あるいは，末期がんの人は追い返して，手術して治る可能性のある患者しかとらなくなる．それでいい病院と評価されるからである．「社会的入院」というモラルハザードを防ごうとして導入された制度が，新たなモラルハザードを生むのである．

　さらに問題なのが，小泉「構造改革」の名の下，厚生労働省が導入したDPC（Diagnosis Prosedure Combination，診断群分類包括評価）である．一定の診断名で，その治療方法と診療報酬が決まる医療制度である．確かに検査漬け，薬漬けにする悪徳病院は存在した．これまでは出来高制だったから，医療費がかさむほど，診療報酬額も大きくなる．そのためDPCには「無駄な医療行為」を削り，医療を効率化させる一定の効果があったが，別のゆがみを生んでいった．必要な検査や入院，治療をできるだけ省き，さっさと患者を追い出す過小医療へと向かったのである．たとえば，入院させたまま費用のかかる抗がん剤を使うということができず，がん患者に抗がん剤を注射するためだけの外来病棟ができたりもした．患者が「難民」化している傾向もでてきた．

臨床研修医制度と医療ツーリズム

　小泉「構造改革」は2004年にスタートした臨床研修医制度の弊害も生み出した．今までは国家試験に合格した7割が大学などの特定研究機関に臨床研修医として受け入れられて研修を積むのが一般的だった．ところが，それは医局の封建的な体質だと批判され，新人医師に研修先を自由に選ばせることになった．研修医にとって大学医局は給料が低く実践的でない．一方，都市部の民間の病院に移るほうが給与も高く豊富な症例を体験できるからよい，という流れがこれでできてしまった．一方で，1980年代には民間病院の数が公立病院を上回るようになる．同時に旧国立大学も独立行政法人化された

ため大学病院も予算が増えなくなった．結果，大学病院で研修医が減り定員割れを起こし始めた．医者が減れば，大学病院の収益も上がらない．それで，これまで過疎地に派遣していた医師を引き上げるようになった．

これによって地域の公立病院は慢性的な医師不足が生じるようになった．診療報酬が落ちたのに，地域医療ではDPCもできない公立病院がたくさんある．地方の病院は医者も地元の人に顔が知られているので，患者を追い出すことができず，経営が急速に悪化していった．大都市の市中病院がもっともマンパワーを抱えるようになり，いまや自治体病院や社会保険病院，中小都市の30から40人の医者を抱える総合病院が崩れ始めている．一度閉鎖した銚子市立病院などが典型的な事例だろう．

これでは地域の総合病院は成り立たない．救急もぎりぎりで回している一方で，民間病院は保険外診療に誘導されていく．地方だけではなく，東京都の東十条病院など大都会の中心部の救急病院がつぶれてしまうなどの現象も起きている．もはや大都市でも病院崩壊が起きるところまできているのである．

実際，医師を引き抜かれた公立病院勤務医は仕事に追われている．一方，在宅の看取りや在宅医療の充実が謳われ，24時間の診療所の診療報酬も引き上げられたが，訪問看護や介護を併設しても看られる患者は100人が限界であろう．

そのような状況にもかかわらず，徳島県や岡山県などが自治体レベルで医療ツーリズムを言い出している．民間病院も同様だ．医療ツーリズムで裕福な中国人を連れてきて非常に高い診療を受けさせる．地域医療がすさまじく崩壊しているのに，アジアの成長を取り込めと県や市町村が医療ツーリズムを地方活性策として推奨するというのだ．

それは外国人向けだけではない．保険適用診療と保険外診療を混ぜる混合診療も実態としては拡大している．元野球選手の王貞治氏が高度先進医療で悪性のがんを摘出したのはよく知られている．混合診療は日本の民間医療保険会社も扱っているが，公的医療保険がないアメリカの外資系保険会社のほうが得意であり，アメリカの民間医療保険はノウハウがあるから混合診療は儲かると考えている．かつてオリックスの宮内義雄氏は小泉政権下の規制改

革会議で混合医療をいれようとしていたが，それはアメリカ政府が日本に出していた年次改革要望書にも書いてあったことだ．市場原理主義が国民皆保険制度を壊そうとしているのである．

TPPと医療紛争

まだ100年に一度という世界金融危機が続いている．先進諸国では金融緩和による為替の切り下げ競争が起き，自国に有利なルールで市場を囲い込もうとする一種の経済ブロックをつくる動きが進んでいる．かつての近隣窮乏政策の現代版である．

TPP (Transpacific Partnership, 環太平洋経済連携協定) は関税も重要だが，問題は米国のルール圏をつくろうとする動きである．これに対抗して，2012年11月17日にインドネシアのバリ島でASEANが開催され，ASEAN+3+3で「自由貿易圏」を形成する方向が確認された．それがRCEP (Regional Comprehensive Economic Partnership, 東アジア地域包括的経済連携) である．

TPPという自由貿易協定に参加しないと日本は競争に負ける，アジアの成長を取り込めないというが，果たしてそうなのだろうか．

米韓でFTA (自由貿易協定) をめぐりもめているが，最ももめているのがISD条項 (Invester State Dispute Settlement, 国家対投資家の紛争処理条項) である．これは民間企業が，相手国のルールが不当であるために損失を受けたとして，相手国政府を訴えることができるというものだ．カナダも参加しているNAFTA (北米自由貿易協定) では何が起きたか．環境基準や安全基準はアメリカは州ごとに規制が違うため，企業は規制の弱い州に立地している．一方カナダは規制が厳しくカナダ政府がこの企業の処理した廃棄物が基準を満たしていないと差し止めた．このアメリカ企業が，カナダの規制が不当な損害を与えているとISD条項を使って，カナダ政府を相手どって訴訟を起こしたのである．その結果，カナダはアメリカの低い環境基準に合わせなければならなくなった．

アメリカの医薬品と医療機械は輸出競争力を持つ数少ない製造業である．

米韓 FTA はアメリカにとって非常に有利になるような取り決めがなされた．韓国は製薬で後発国だから，アメリカの薬に似ている薬やアメリカの特許を使ってつくっているが，これが許されなくなる．さらに医療保険上，アメリカの医薬品薬価を不当に安くできなくなる．さらにアメリカの医薬品の認可が遅れると，紛争の調停機関をつくるということになる．

　問題は産業的な面だけではない．TPP では混合診療の導入が要求される可能性も否定できない．その背景には医療保険会社がいる．規制緩和で簡単に高額な医薬品や高額な医療機械が輸入されるようになれば，実質的に公的健康保険の適用外になる．それを公的健康保険に適用しようとすれば，民間医療保険会社は自社の営業を妨害しているとして ISD 条項を使って損害賠償を起こせるようになる．そうして保険外診療が事実上拡大していくことも起こりうるのである．実際にはどうなるかはわからないが，日本でも TPP への交渉参加が決まれば国民皆保険は崩れていく危険性は増していくだろう．公的な医療保険の縮小と高額医療，保険の適用範囲の限定が決まってしまえば，日本でも民間病院が増えている現状では，混合診療へと誘導されていくだろう．

　小泉政権時代以後の産業政策の失敗に始まり，高齢者を中心に自民党から支持が離れていった．その結果，政権交代が起きたが，民主党政権はかろうじて診療報酬の引き下げを止めていただけにすぎない．少子高齢化の進む中で，生活者の視点に立って医療と介護の連携を図りながら，地域医療の再生が求められている．

　今，東日本大震災の被災地で一番厳しいのが三陸地方だ．とくに岩手県では，入り江文化ではひとつひとつの移動が大変だから，過疎化が進む中で県立病院とサテライト病院で運営していた．今後，どのような医療体制をつくるかが東北復興では重要になってくる．医療がなければ人は住むことができないからだ．高齢者は車の運転もできなくなっていくし，特に持病を持っていれば車で1時間もかかるような病院には通えない．今後は，地域の中核病院・病院・介護施設，訪問看護・介護などの連携を図りながら，患者一人ひとりを包括的にケアできる体制を構築していかねばならない．そして地域医療の再生のために決定権を地域におろして医療圏と生活圏を一致させていく

ことが重要なのである.

Q&A——講義後の質疑応答

Q 韓国や中国経済の実情はどうなっているのか.

A アメリカの自動車の関税は2.5%だ.韓国車は小型車中心で15,000ドルがメインだとすると,関税がなくなっても300から400ドル程度である.その一方でアメリカ製の大型車やトラックの税が大幅に引き下げられた.実は韓国のGDPの4分の1がサムソンであり,そのために米韓FTAは韓国民にとって重大な損害を与えている条項が多い.韓国は短期資金の流入で国際収支を支えているという脆弱な経済構造を持つ.短資が逃げれば,国内経済が大きなダメージを受けるので,その点からも長期的に有利かどうかわからない.

中国も欧州経済危機の影響を受けている.欧州向けの輸出が減る一方で,欧州が金融危機,債務危機なので貸しはがしをして現金,手元流動性を増やしており,新興国など海外投資を引き上げている.本来ならば日本がその穴埋めをする絶好の機会だが,日本は米中とタフな交渉をする力がない.中国は為替が上がってきているので内需を急激に拡大しようとしている.それが事故も起きた新幹線の建設などの背景となっている.中国では北京や上海でも人口が3,000万人もおり,日本とは規模が違う.ただし,いずれ人口も減り出すのでいつまでも高度成長を続けられないだろう.そういう意味では,今後は東南アジアのほうが人口や技術の面で伸びていく可能性があるかもしれない.

Q 一般市民として私たちに何ができるか.

A 原発から再生可能エネルギーへの転換を通じて分散ネットワーク型の送配電網になり,地域分散型経済になる.産業構造も重厚長大の「中央集権・メインフレーム型」から,「地域分散ネットワーク型経済」になっていく.社会保障も現金給付中心から医療・介護・保育・教育などの現物給付中心になり,地域に権限と意思決定を与えるようにし,市民がそれぞれ参加するようにならなければならない.そういうときに重要なのは子供を守る,命を守るということが大事な視点である.子供の貧困も進み,福島原発事故でも「子供の命を守る」ことが言われたが,事態はそこまで来ていると思う.

Q 市民参加や「新しい公共」ということは民主党政権で掲げられていたが，もはや挫折したとも思えるが．

A 医療に参加するインフォームドコンセントは個人レベルの話である．地域の医療や介護をどうしていくのか，行政・医師・住民が決定に参加できる枠組みが必要である．原発の話で言えば，お上に避難や除染を任せていると東電救済が優先されてしまう．何よりも地方に権限を与え，自分たちの地域のことは自分たちで決めるようにしなければならない．日本社会で誰も責任をとらないのは顔がみえないからだ．北欧では国が小さいからフェイストゥフェイスで市民参加が実現している．日本では政治的な発言はネガティブな印象を持たれるが，地域に権限を与えることで，若い人が政治的なことを喋る，チャンネルを持つことが重要だろう．被害を受けるのは若い世代なのだから．

第 II 部

今，日本ができることとは

　国際社会において医療はこれまで，安全保障やエネルギーなどの課題にくらべあまり大きなものではなかったが，国際機関のグローバル課題への取り組みや，民間の様々なパートナーシップの出現によって，保健課題の重要性は増してきている．ここにきてグローバルヘルスの黎明期を迎え，開発課題と疾病のカップリングを目指す動きが多い中，果たして，がんは他の非感染症と同じ論理でその対策を論じてよいのかという意見も集積してきている．国際保健における欧米の思惑に左右されることなく，世界のがんの急増地帯としてのアジアのがん研究および政策の向かうべき姿を探る必要がある．同時に，急速な経済発展を遂げたアジアにおいては，経済格差をはじめ様々な格差が生み出されている．医師不足や医療費の高騰が進み，国民皆保険の導入など，医療制度のあり方自体の試行錯誤が始まっている．アジア全体として考えた場合，社会の状況が大きく異なっているために，がん予防，診断，治療とケアにおいて，その状況に応じた幾層にも分れた戦略が必要であり，課題先進国としての日本のスタンスが試されていると言えよう．

第5講 がん医療とアジア

西山正彦（一般社団法人日本癌治療学会理事長，群馬大学大学院医学系研究科教授）

 がん治療のグローバル化が急速に進み，国際協力なしでは，もはや治療開発など日本のがん治療はその質を維持できない．こうした認識のもとに，日本癌治療学会は学術情報の交流という静の立場から，国際的に活動する動の学会へと変貌しつつある．なかでもアジアとの相互協力体制の構築は危急的課題となっている．今，なぜアジアか，日本のがん治療の現状を踏まえて，その意義をよく理解し，いち早く将来に向けて一歩を踏み出す必要がある．

日本癌治療学会国際連携と要としてのアジア

 社団法人日本癌治療学会は，1963年の設立で，米国の臨床腫瘍学会（ASCO; American Association of Clinical Oncology）よりも1年早く，世界的にみても長い伝統を有し，外科，内科，放射線科，泌尿器科などすべての領域のがん治療専門家からなる日本最大の学会である．2011年末における総会員数は17,354名である．会員の半数弱を外科医が占めているが，これはつい最近まで手術が，そして外科系医師が，がん治療の中心であったという日本のがん医療の特徴によるもので，その診療科別人数は，がん治療に関わっている実際の医療者の比率をほぼ反映したものとなっている．

 日本癌治療学会は，ASCOやESMO（European Society for Medical Oncology，欧州臨床腫瘍学会）などの欧米との緊密な連携に加え，2011年より，その重点対象をアジアへと拡大して，関連諸国や学会との国際的連携を積極的

に進めている．がんはアジアにとって最大の課題であり，その改善に可能な限り協力すべきことは言うまでもない．しかしながら，その連携関係はすでに一方的なものではない．日本がアジアの圧倒的な医療リーダーであった時代は終焉を迎えつつあり，日本で真に安全で効果的な治療や大きな可能性を有する新規医療を提供し続けるためには，アジアとの開発協力が必須不可欠となっている．アジアに対する医療貢献というよりも，むしろ日本の医療利益のために，アジアとの緊密な連携をいち早く構築する．新たな国際協調の時代が幕を開けている．

アジアとがん

がんの征圧は世界共通の重要課題である．世界全体の死亡数は5,700万人だが，そのうち760万人，つまり8人に1人ががんで亡くなっている．がん死亡者は，かつて死因の第1位であった感染症の死亡者数を超え，さらに増加し，2015年には900万人，2030年には1,140万人にのぼるものと予想されている．なかでも，アジアにおいて，がんは喫緊かつ最大の重要課題である．2008年の段階で，新規にがんと診断された人数，がん死亡者数ともに，前回全体の約50％をアジア人が占めている．がんは高齢者の疾患でもある．アジアにおける人口および高齢者の急速な増加は，がん死亡者数の増加を招く．30年後には中国の人口の85％以上が65歳以上になると言われ，2002年に350万人だったアジア全体のがん死亡者数は，2020年には810万人にも至るだろうと予想されている．がんは世界疾患であり，同時にアジアの最重要課題疾患である．

ここで注目すべきは，こうしたがん患者の多くが実は「救える人々」だということである．WHO（世界保健機関）によれば，その数はアジア全死亡者の40％にものぼるという．国として健康保険制度に入っていない，収入がないため治療を受けられない，アジア諸国，ことに中〜低所得国における経済，医療環境・制度，教育などの社会的問題が，その根底にある．罹患率，死亡率，生活への影響の大きさなど，いずれをみても，アジアはまさに世界が注視するがんのホットスポットとなっている．

日本は，がん治療においても，アジアにおける先導的役割を果たしてきた．しかしながら，同時に，急速な高齢化の中で破たんしつつある医療経済や，医療環境などの負の部分もいち早く経験してきた．これら正負の経験をアジア諸国と共有し，将来に向けて，またがん医療の向上に向けてともに歩むことは，日本の，そしてその中心的学会が果たすべき重要な使命とも言える．一方で，日本のがん治療の明日を語る上でのキーワードもアジアである．「より良い治療をいち早く」，医療者，受療者を問わず共通の願いである．これを実現するにはアジアとの共同開発が必要不可欠となった．

日本人とがん

　日本においても，3人に1人ががんで亡くなり，2人に1人は一生のうちに1度は必ずがんに罹る状況となった．このまま推移すれば2015年には2人に1人ががんで亡くなるものと予測されている．がんはまさに国民病といえ，2006年にがん対策基本法が制定，施行されて7年となる．米国に遅れること30年あまり，ようやく国を挙げてのその対策が進みつつある．

　しかしながら，医療の世界はなじみにくく敷居の高い領域のようである．国民の大半にとって，"がん"はいまだ非日常のできごとと言ってよい．国民のほとんどが，がんになって初めて真剣にがんと向き合う．がんと宣告されて「頭の中が真っ白になる」のは，それまで"がん"が他人事であったということでもある．ここに大きな情報ギャップが生じる．知らないことは不安を招き，期待通りにならないことは不信を招く．医療が必ずリスクを伴うことも，それゆえ，すべての医療に関し説明を受けて患者自身がこれを選択することも，最も多くの患者が医療利益を受ける治療法を標準的治療といい，ここから治療が開始されるのが原則であることも，最良の医療を提供するのには専門性を分担したチーム医療が必要なこと，したがって単独の医師が最初から最後まで診るようなスーパードクターなど存在しないこと，などをここで初めて知ることになる．治療の選択を誤らないためには，「がんが必ずしも不治の病でなく，現在がんと診断された患者の半数以上が5年以上生きていること」も正確に理解する必要がある．医療についてはすべて個体差が

あり，リスクがある．"金に糸目はつけません，1分でも1秒でも長く生かしてください"という言葉はほぼ定番だが，長期にわたる治療と経費を考えればそうたびたび聞く言葉ではなくなるだろう．

　米国はこの点日本よりもがんについて危機感を持っている．2009年に行われたアメリカがん学会（AACR; American Association for Cancer Research）の患者プロモーションビデオでは，「アメリカではがんで年間56万人が死ぬ．毎日ボーイング747が3機墜落し，乗客全員が死んでいるのと同じ数」とコメントされ，同時に，米国の破産者の62％がメディカルプロブレムを抱える人で，薬や医療費の問題によって破産宣告をしている事実を明らかにしている．「飛行機が1機落ちたら大ニュース，破産も人生の一大事，なぜこの事態に危機感を持たないの」と訴えている．米国ではその多くを自己の課題，責任として，世界疾患としてのがんと闘っている．

　検査一つとっても，インフォームド・コンセント（医者が患者に十分に情報を提供し，患者が合意する考え方）なしで実施されることはない．すべての医療は患者の意思によって決まっているのである．自らが満足できるがん治療，これを選択するには，医療リスクそして自己責任の認識が出発点であり，重要なことは，がん医療の実際を知ること，そのための情報共有の場を医療者・受療者が協力してつくっていくことであろう．がんの場合，現状において，すべての患者を確実に治す方法は存在しない．そこでよりいっそうインフォームド・コンセントが重要になる．現状における日本のがん治療に対する不満の多くは，がんやがん医療に対する情報不足，理解不足，医療者と受療者，双方の努力不足による意識，知識のギャップに源を発している．

がん治療の実際

　では実際のがんの現場はどうなっているのだろうか．がん医療は想像以上の速さで進歩している．すべての段階のがんに対して最善の医療を提供するために必要とされる情報量や技術はすでに個々の医師の努力の範疇をはるかに超えるものとなっている．その量は膨大で，毎月200報の新しい英語文献を読み，論説も70報以上読まなければいけない．医学系の論文は毎月2万

種あり，この中から重要なものだけを選び出して70報を吸収する．医学部の学生は最先端の教科書を毎年11,161ページ暗記しなければならないと言われている．臨床医が保持すべき情報量は200万種類，疾病数は3万種以上ある．処方可能な薬剤数は15,000種以上あり，その数は毎年250種以上増えている．身の丈を大きく超える情報量と技術が要求されるなか，蓄積された膨大な臨床試験の結果に基づいて時相時相で最も有効な医療を提供するEvidence-Based Medicine（EBM）が医療の進め方の基本となり，専門性を分担して医療を提供するチーム医療が導入された．一人の医師ががん医療を決定するのではなく，科学的根拠に基づく医療オプションを提示し，この中から患者自身が納得して選択した医療をチームとして提供する，現在のがん医療はこれを原則としている．誤解を受ける場合もあるが，前述のごとくEBMに基づき提示される標準的治療とは，その時点で最も安全で効果的であることが証明されている，すなわち最も多くの患者が医療利益を受けると思われる治療のことであり，通常，ここから治療ははじまり，次いで検討段階にある可能性の高い治療法へと移る．こうした診療の流れは診療ガイドラインとして根拠のレベルとともに示され，広く実地医療で用いられている．

急速に進歩するがん医療

　がん医療はゲノム医学の進歩とともに大きく進化を遂げている．たとえば，薬物療法における分子標的薬の登場である．がんに特徴的な分子を同定し，これを制御することで，正常細胞にダメージを与えず，がん細胞のみを葬り去ることを目指す，すなわち副作用をもたらさずがんを制御する薬剤ということになる．実際，すでに多くの分子標的薬が開発され，「イマチニブ」のような画期的な分子標的薬も登場した（表5.1）．イマチニブはそれまで50％余りであった慢性骨髄白血病の血液学的完全寛解率を一気に95％ほどまでに高めた．標的となる分子が決まると，それを制御する方法が明らかとなり，それが新たな治療（薬）を生むことになる（表5.1）．同時に，標的となる分子が明らかとなっているので，その質的，量的異常の有無をあらかじめ知ることで，効果が予測できる，すなわち効果が期待できる患者を選ぶこ

表5.1 分子標的薬「イマチニブ」(IFN: Interferon, Ara-C: cytarabine).

最良奏効率 (Best Response Rate)	イマチニブ (n=553)	IFN+Ara-C (n=553)
血液学的寛解		
完全寛解　人（%）	527（95.3）	308（55.7）
95% 信頼区間	[93.2%, 96.9%]	[51.4%, 59.9%]
細胞遺伝学的寛解		
部分寛解（major）　人（%）	461（83.4）	90（16.3）
95% 信頼区間	[80.0%, 86.4%]	[13.3%, 19.6%]
非確定	87.2%	23.0%
完全寛解　人（%）	378（68.4）	30（5.4）
非確定	78.8%	10.7%
分子遺伝学的寛解率		
部分寛解（major）　12 カ月	40%	2%
部分寛解（major）　24 カ月	54%	解析なし

とができるようになる．ここにゲノムや遺伝子の情報を知ることで治療前に効果を予測し，一人ひとりの患者に適切な薬物療法を選ぶ，個別化医療の概念が実現することになる．治療に対する反応には明らかな個体差があり，これがリスクを生んできたがん医療にとって大きな一歩が刻まれたわけである．

こうした分子標的薬の開発は，大きなインパクトを与え，2016年には分子標的薬が薬物療法の中心的薬剤の大半を占めるものと予測されている（図5.1）．

分子標的薬の登場をはじめ新たな医療の登場はがん治療にかつてない進歩の可能性を与え，活気をもたらしている．しかしながら，同時に新たな課題をも提供した．治療における人種差，地域差，民族差が明らかになったこと，である．外見の相違からも明らかなように，欧米人とアジア人では必ずしも有効な治療，安全な治療が同じではなく，その主たる原因のひとつがゲノム情報にあることが多くの研究の結果，明確なものとされてきた．ゲフィチニブに対する薬剤応答における欧米とアジアにおける著明な差と，これを規定する遺伝子変異の発見は，記憶に新しい．これは分子標的薬に限らず，従来

	2006年($m)			2016年($m)	
1	Rituxan	2,830	1	Avastin	9,984
2	Herceptin	2,105	2	Herceptin	6,743
3	Avastin	1,878	3	Rituxan	5,470
4	Eloxatin	1,815	4	Gleevec	2,759
5	Gleevec	1,706	5	Velcade	2,349
6	**Taxotere**	**1,583**	6	Eloxatin	2,322
7	Lupron	1,408	7	Tarceva	2,291
8	Arimidex	1,197	8	Erbitux	2,158
9	**Gemzar**	**1,029**	9	Tykerb	1,980
10	Casodex	938	10	Sutent	1,898

図5.1 抗がん剤売り上げトップ10の予測 (Datamonitor Forecasts and MIDAS Sales Data, IMS Health (April, 2007)).
グレー部分は従来のタイプの抗がん剤.

から広く用いられてきた抗がん薬でも同様である．アジア人に真に有効な治療は何か，ここにアジアにおける治療（薬）の共同研究の必要性が急速に高まってきたのである．

アジアにおけるがん医療の開発

ここまで述べて明らかなように，日常診療においてより良いがん医療を提供する，あるいは画期的な医療（薬）を開発するために，アジアでの大規模臨床試験は必須の要素となる．がん診療ガイドラインは，多くの臨床研究の成果のもとに作成されているが，残念ながらアジア発のエビデンスはほぼ皆無に等しく，現在世界で広く用いられているガイドラインはほぼ欧米でのエビデンスによって構築されている．我々アジア人にとって有用な治療は，今も明らかではない．

さらに，分子標的薬の登場は，個別化医療の実現の可能性を一気に高めるとともに，その臨床開発の大規模化をもたらした．その臨床試験においては，有効性や安全性を担保するためのバイオマーカーによる症例選別が求められることから，従来であれば参加できていた症例が必ずしも適応とならず，従来に増して多くの参加者が必要になる．ただでさえ研究参加者を募りづらく，時間と経費がかかるとの批判を受けている日本にとって，状況はさらに厳し

いものになる．国際的に激しい開発競争が展開される実情において，他のアジアの国々に開発拠点が移行し，日本の患者が新規薬剤等の開発の恩恵にあずかるにはさらに多くの時間を必要とする事態も起きかねない．日本発日本育ちの医薬品が激減するなか，そうした事態は著しく日本のがん医療の進歩を損ね，医薬品に関する輸入超過の状態がさらに悪化することは間違いない．

　欧米とは異なる治療応答も予測される以上，その数，時間，経費を考えたとき，アジア人によるアジア人のための大規模治療開発研究が必要である．アジアとの共同戦略なくして日本のがん医療の質を確保できない状況が生まれており，今こそ，その第一歩を踏み出さねばならない．日本癌治療学会は中国癌治療学会（CSCO; Chinese Society of Clinical Oncology），韓国癌治療学会（KACO; Korean Association for Clinical Oncology）とととともに新たな協議会を設立し，すでに活動を開始した．

Q&A ── 講義後の質疑応答

Q 日本癌治療学会の質を上げるために苦労された点とは．

A これまで日本癌治療学会は外へ，社会へ向けての活動をあまり行ってこなかった．日本では臨床腫瘍学や臨床研究に関する講義を有する大学はいまだに少なく，自分の専門領域についてはとても詳しいのだが，ほかの領域がどれほど進歩しているのかということについて学ぶ機会は少ない．そうした人たちにも教育の機会を与えなければいけないと考え，がんに関する専門医認定制度の確立に努力してきた．まず日本がん治療認定医機構（今井浩三理事長）で取り組んだ．2つめは，診療ガイドラインの作成である．マニュアルをつくることは治療の標準化，医療の質の確保に大きな効果がある．また，がん医療の実情を知ってもらうために，学術集会時に患者さんたちの勉強や交流の場を設けたり，医師以外のメディカル・スタッフのための教育にも力を入れてきた．

　ただ，新規医療の開発に関しては，学会が臨床研究を主導すると，その研究の結果を会員全員が認めざるを得ず，アンタッチャブルな領域だった．今後，日本癌治療学会がやっていくことは，中国や韓国とも協力し，共通した研究の方法論を確定して，さまざまな領域での研究を奨励し，質の高いプロトコル

（計画）に乗っ取った研究の遂行を支援すること，そしてその成果の蓄積に基づいてアジア発のエビデンスに基づいた診療ガイドラインをつくること，ゲノムなどの情報を集積し，新たな創薬イノベーションに結ぶこと，などである．そのためには，日本癌治療学会だけではなく，国内外の大学や企業にも協力してもらう．アメリカのNCI（National Cancer Institute，アメリカ国立癌研究所）ではこれを行っている．

　日本の行政は特定の学会にお金は出せないというが，我々が補助をすることによって，国に対して具体的な成果を示す．それによって国が動いてくれればよいと思っている．依頼や陳情から，行動優先へ，そのように発想を転換をしていかないといけない時期だと思っている．

第6講　保健・医療分野における先導的成熟国家としての日本
——アジアにおける政策的役割と課題

武見敬三（参議院議員，公益財団法人日本国際交流センターシニア・フェロー）

経済大国から先導的成熟国家へ

　1993年，世界銀行が「東アジアの奇跡——経済成長と政府の役割」という報告書を発表した．日本は当時，経済大国として大きな役割を担うとみなされていた．特にアジアにおいては雁行型経済成長の単独のけん引車として位置づけられていた．しかし，それから17，18年の歳月を経て，今日のアジアにおける経済状況をみても，その役割は終わりを告げている．

　このような時代になって，日本はアジアを中心とした国際社会の中でどのような役割を担えるのであろうか．また，国内の体制をどのように整えていけば，より持続可能な形でその役割を担うことができるのか．

　日本の平均寿命は男女ともに世界のトップクラスであり，女性について言えばここ25年間世界一である．日本はどうやってこのような長寿社会，健康社会をつくりあげることができたのか．この問いに答えることは，わが国が経済ではなく，別の観点から改めて国際社会に貢献することができるという示唆を与えてくれる．

　過去を振り返ってみると，戦後の復興・高度経済成長期から現在に至るまで，わが国は社会的格差を一定程度に抑制する仕組みを政策の随所に組み立てることに成功してきた．その結果，多くの国民が自分は中産階級の一員であるという共通認識を持つようになり，格差が社会の不安定要因にならないという大きな成果をあげている．これはまさに，社会保障制度によるところ

が大きい．

　社会保障制度にはいろいろあるが，大別すれば，第一は所得保障である年金制度，第二は健康保障，つまり医療保険制度である．第三は生活保障であって，これは多少次元の違いはあるが，介護保障，介護保険制度であり，生活保護も含まれる．こうした社会保障制度を通じて，わが国は社会格差を一定に抑えて，全体として安定的な成長を遂げることに成功した．健康社会をつくり上げることができたのはその一側面である．

　こういった日本の社会政策は，これから高度成長期を迎え高齢化を始めとしてさまざまな問題に直面するであろうアジア諸国にとって，非常に参考になる知見であろう．ここでは，保健医療の分野に限定した形で，日本がアジアにおいて政策面でどのような役割を果たすことができるかを考えたい．

　日本の国際社会における新しい役割を，わかりやすい言葉で定義するのは大変難しいことだが，私はあえて「先導的成熟国家」と呼びたいと思う．先導的成熟国家の役割とは，自由と平等を尊重する責任ある国家として，アジア諸国が人口の高齢化や社会的格差の拡大などの課題に対応していく際に，わが国の成功のみならず失敗の体験を含め，科学的根拠に基づいて政策的に発信していくことである．

「人間の安全保障」という概念

　先導的成熟国家の役割を考えるときに，非常に重要なキーポイントとなるのが，「人間の安全保障」という考え方である．これは，もともとは1994年に UNDP（United Nations Development Programme，国連開発計画）が打ち出したものであるが，非常に抽象的な政策概念であったことから，日本が主導して人間の安全保障委員会を設置して，この概念を構築し提言を行った．

　その基本目標は，基本的人権と人間開発に基づいて，個々の人間の生存，生活の尊厳を守ることである．さらに，人間にとっての自由を尊重し，人生のさまざまな選択肢を拡大することで，より有意義な人生を可能とすることを目指している．

　政策を決定する基本的な単位は，人間の生活に一番近いコミュニティとす

る．実際の政策では，トップダウンとボトムアップを組み合わせたアプローチが取られる．上からの保護「ヒューマン・プロテクション」と，下からの人間力を強化する「ヒューマン・エンパワメント」という，2つのアプローチである．このアプローチを通じて，コミュニティを単位として政策を立案し実施することによって，政策の効果をより確実に拡大し，その結果として個々の人間が人生の中で有意義な選択肢を広げていくことを可能にする．そういう考え方が成立したのである．

国境を越えたネットワークをつくって活動する際には，誰しもが納得できる共通の理念が必要である．この人間の安全保障という概念は，今後わが国が国際社会でネットワークを構築し，外交を展開しようとするときに求められる，新たな政策概念となるだろう．

保健医療における日本の優位性

グローバルヘルスの議題設定には，疾患別アプローチと保健システム強化アプローチがある．国際社会の中で今まで主流であったのが，ポリオや結核・マラリア，HIVというような疾患別のアプローチであった．1978年，WHO（世界保健機関）によりアルマ・アタ宣言が採択され，プライマリーヘルスケア（病気の予防）の大切さが明確に打ち出され，保健システム強化の重要性が指摘されたにもかかわらず，現実には疾患別アプローチが大勢を占めていた．しかし21世紀に入って，こういった疾患別アプローチの限界が認識されるようになった．

たとえば，先進国が予防ワクチンを大量に購入し，途上国での予防接種に協力するという国際援助についてみても，せっかくワクチンが途上国に届けられたとしても，それが港の倉庫に山積みされたままになって，必要な人の所には届かず，適切に接種されることもない，というようなことが頻繁に発生していた．こうしたことから疾患別アプローチの限界が認識され，保健システムを強化する必要性が徐々に認識されるようになっていった．そうしたなか，WHOは，2005年に「すべての人々が，受け入れ可能なコストで，適切な医療サービスにアクセスできること」という，ユニバーサル・カバレ

ッジに関する総会決議を採択している．

このように，グローバルヘルスにおける保健システム強化が改めて着目されるようになった時期に，日本が2008年の北海道洞爺湖サミットでシステム強化アプローチを主流化させるためのイニシアティブをとったことにより，保健システム強化アプローチが大きく評価されるようになったのである．

さらに，2011年，日本は国民皆保険制度成立50周年を迎えた．健康な社会を低コストで，きわめて平等に実現することができてきたことは，わが国の大きな特徴である．

比較優位性確保の背景

世界で65歳以上の人口が13％以上を占める国，つまり高齢化が進んでいる国は2000年の段階では北半球の一部であった．しかし2030年になると高齢化が進んで，アフリカと南アジアの地域を除いて，ほとんどの国が高齢化社会となることが予測されている（図6.1）．

高齢化社会になれば寿命が延びると同時に，当然さまざまな疾患を抱える患者が増えていく．それによって疾病構造の変化が起こる．死亡原因の将来予測をみると，感染症が脅威である国はだんだん少なくなっていき，がん，虚血性心疾患，脳卒中の三疾患が中心になってくる．

こうした疾病構造の大きな変化に対して，それぞれの国と国際社会がどのように対応していくかが，国際社会共通の認識になろうとしている．日本はこれらの課題にどのように貢献できるのだろうか．

日本の平均寿命の延びをみていくと，男女ともに終戦の1945年から1960年前後の間に急速に延びている（図6.2）．これは，乳幼児死亡率，あるいは感染症などによる死亡数を抑制することに成功したことによる．今まさに途上国が直面している問題を，日本はこの時期に経験している．

5歳未満の小児死亡率も，急激に下がっている（図6.3）．母親の出産に関わる教育，安全な出産のための助産師や産婦人科医，あるいは医療機関の確保，予防接種・健康診断を通じた小児の健康管理などが系統的に行われることによって，小児死亡率を下げることができた．その際に大きな役割を果た

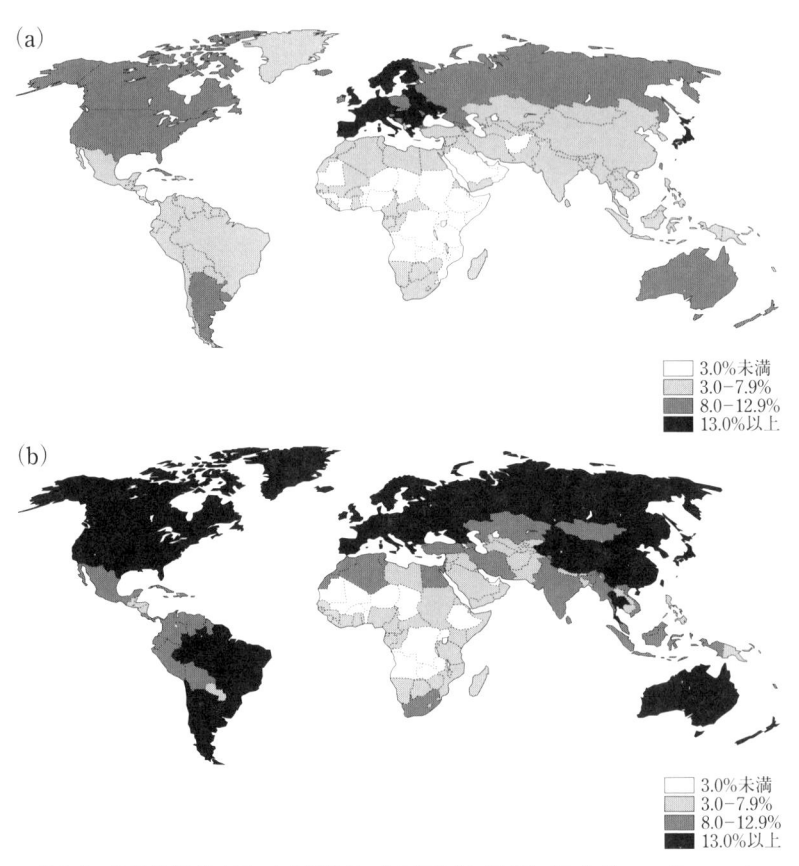

第Ⅱ部　今，日本ができることとは

(a)

3.0%未満
3.0-7.9%
8.0-12.9%
13.0%以上

(b)

3.0%未満
3.0-7.9%
8.0-12.9%
13.0%以上

図6.1　世界の65歳人口．(a) 2000年，(b) 2030年（予測）(U. S. Census Bureau, *An Aging World* (2001))．

したのが母子手帳である．母子手帳は，母親の教育から子供の予防接種に至るまで母子両方の健康を確保する役割を果たしたうえ，親子の絆を強める役割まで担った．これはまさに，ヒューマン・エンパワメントという観点に合致する．コミュニティの中でトップダウンとボトムアップがきわめて効果的に組み合わされる形となった．

なおかつ日本では，成人の死亡率が抑えられることによって平均寿命が延び，一時期は男女ともに世界一の長寿であった．60歳から75歳の高齢者の死亡率をみても，男女ともに高齢者の死亡率を確実に下げていくことに成功

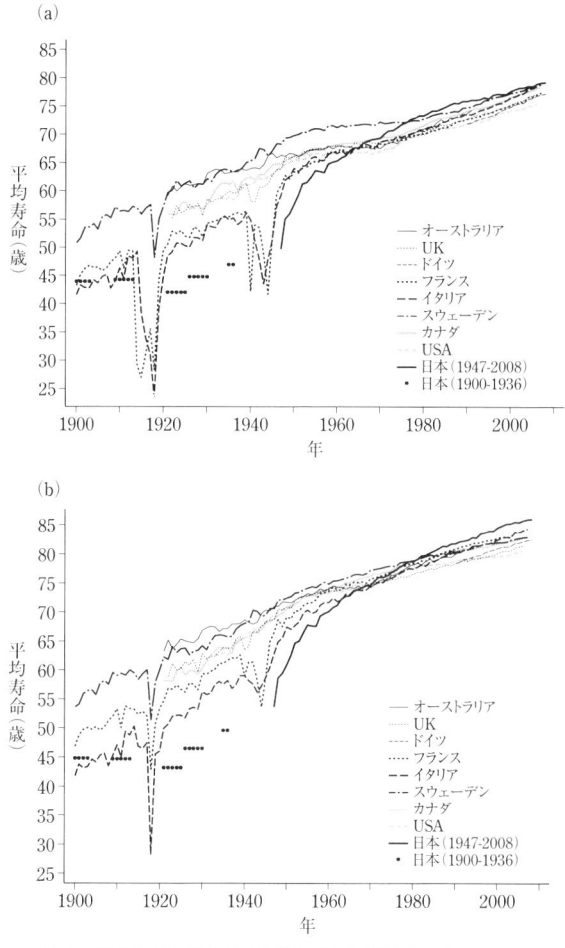

第6講　保健・医療分野における先導的成熟国家としての日本

図6.2　出生時の平均寿命の推移（1900-2008年）（Ikeda, N. *et al.*, *Lancet*, **378**, 1094-1105（2011））．
（a）男性．（b）女性．

したことがわかる．

たとえば，脳卒中による死亡者数は戦後間もない時期は高かったが，その後急激に下がっている．その原因を探ってみると，公衆衛生的なアプローチで言えば，国が一体となって取り組んだ減塩運動があげられる．この運動が大きな影響力を持ったことは明らかだが，実際に統計学的な手法で分析して

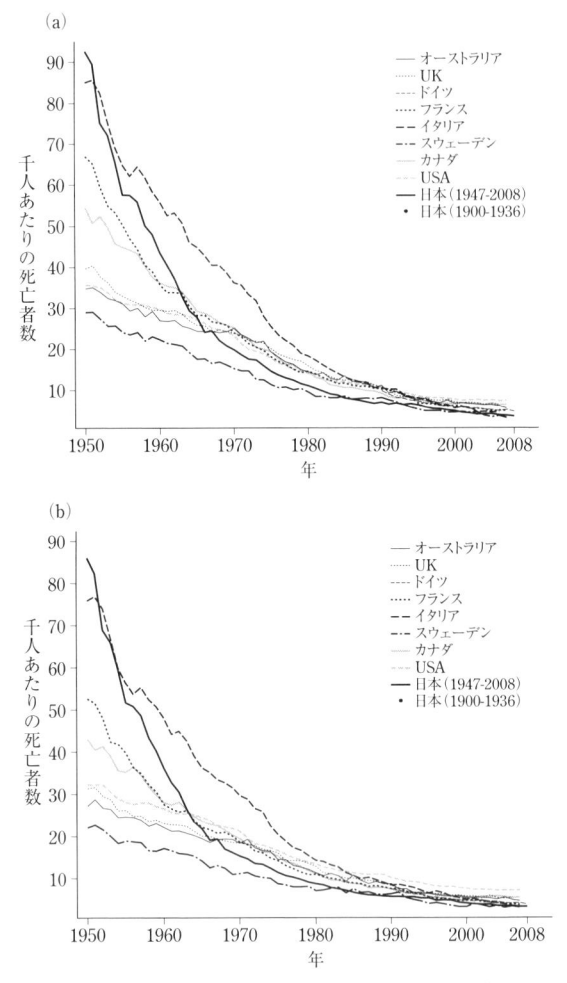

第Ⅱ部 今，日本ができることとは

図 6.3 5歳未満の小児死亡率の推移（1950-2008 年）（Ikeda, N. et al., Lancet, 378, 1094-1105 (2011)）.
(a) 男性．(b) 女性．

いくと，減塩運動の効果よりも，むしろ降圧剤の服用を通じた血圧の管理によるところが大きい．

これを可能にしたのが，1961年にできた皆保険制度である．この制度によって，貧富の格差にかかわらず国民誰しもが一定の医療サービスを受けら

れるようになった．しかも診療報酬がすべての保険者で統一されたことにより，どの保険者に所属していても医療サービスには平等にアクセスすることができるようになった．脳卒中の例で言えば，診療報酬の中で降圧剤が使えるようになり，地域医療においては高齢者が降圧剤を服用して血圧を管理していくことにより，危険因子が除去されて，脳卒中による死亡者数を抑えるのに成功したのである．それは，日本人の平均寿命が延びた一因になっている．ただし，脳卒中による死亡率は現在でも他の先進国に比べれば高く，今後も対策が必要であることを付け加えておく．

皆保険制度の基本構造

　ここで，皆保険制度を実現した国民健康保険法という法律を検証してみる．

　戦前の 1922 年，健康保険法が制定された．雇用者保険を中心にしたもので，富国強兵の基盤になる国策として重視されたという事情がある．当時は国民のおよそ 3％しかカバーされていなかった．その後 1937 年日華事変が起きると国策がさらに強化され，その結果として 1938 年にできたのが，国民健康保険法である．市町村を単位として保険者が設定されるようになり，保険制度が急速に拡大していった．驚くべきことに，戦時中の 1943 年の段階で，7 割以上の国民が保険に加入していた．こうして，いい意味での戦前の遺産を相続する形で，戦後の皆保険制度が生まれたのである．

　国民健康保険法第 5 条には，区域内で住所を有する者はそれぞれの市町村が行う健康保険の費用分担をすることが定められている．国民は必ず住んでいる地域の市町村の健康保険に加入することが義務づけられている．第 6 条で健康保険法の被保険者等を国民健康保険（国保）の被保険者としない，という例外規定が設けられているが，地域社会を基盤にして構築されたという点が，大きな特徴である．

　法律の目的としては，第一に，病気にかかったときでも経済的に破綻しないようにすること．第二はアクセスの平等，第三が診療報酬の統一である．どの保険者に所属していても，アクセスできる医療サービスについてできる限りの平等性を確保することが理念となっている．

第Ⅱ部　今，日本ができることとは

転換期を迎えた医療保険制度

　こうして1961年に生まれた皆保険制度は，さまざまな時代を経て，今日の形になった．それが今，崩壊の危機にある．

　まずあげられるのが，無保険者の問題である．若い世代で国保に加入しない人が増えている．今は若くて健康であるから，医療費も保険料も払いたくない．会社を辞めて組合健康保険から脱退した場合は，必ず国保に加入することが義務づけられているにもかかわらず，国保に加入しない人の数が相当数にのぼる．国民生活基礎調査と全国消費実態調査から，無保険者になっている人の数を推計すると，約160万人．実態はもっと多い可能性がある．今後こういった無保険者を確認していくには，社会保障番号制度を導入して，トレースできる仕組みを整えていくことが必要である．

　加えて，医療保険制度そのものが大きな転換期に突入している．健康保険組合は現在，高齢者医療制度への拠出金負担増や企業の保険料収入減少などにより，8，9割が赤字化しているという状況にある．おそらく数年すると10割近くが赤字になりかねない．

　このような状況にあって，皆保険制度の持続可能性は喪失しているといってよいであろうか．

　皆保険制度の原則は平等主義であるが，その中でアクセスの平等については，先にも述べたようにあらかた達成された．患者の自己負担の平等に関しても，現在ではおよそ3割負担という形になっている．しかし，いまだ平等性が達成されていないのが，保険料の額である．すなわち同じ所得で同じ家族構成である場合，いかなる保険に属していても保険料の額はおおよそ同じでなければならない．しかし組合健保をみても，納める額に3倍以上の開きがある．

　国民健康保険でも同じことが言える．市町村によって，世帯数は同じでも納める額に差がある．三人世帯を例にみてみると，同じ所得であっても，Aという町では7万7,000円，ところがDという町では20万5,000円を払わなければならない．なぜこのような差が生まれるかというと，保険者によってそれぞれ保険額を算定する計算式が異なるからである．高齢者が多くて医

療費の支出が多い市町村は，必然的に保険料を上げざるを得ない．しかしそういう地域ほど持続可能性がなく，経済力が豊かな他の保険者に協力してもらう相互扶助機能が必要になってくる．ところが，保険者は市町村ごとに分けられているために，そうした横の相互扶助機能が確立されていない．その結果，国保の赤字化は急速に進み，いまや3割から7割の公的な資金の支援がないと運営できなくなっている．

この状況をいかに解決していくか．消費税を引き上げれば，当然一部は医療手当てに回ると思われるが，それには限界がある．やはり，保険料の不公平を解消して相互扶助機能を確立し，保険料を通じて安定した財源を確保する必要がある．

保険者を統合して，保険財源を安定させていく方法を考えると，まず国民健康保険を都道府県を単位として統合し，その次に雇用者保険を統合することが常識的だろう．しかし，これでも自立できない県が出てくる．ところが，国全体を7地区に分けると保険者を一つに統合するのと同じ程度のリスクプールが確保でき，持続可能性をかなり強化することができる．したがって，まずは都道府県単位に保険者を統合し，さらに道州制導入の時期にその保険者を統合していくことによって，持続可能な体制を整えることができると考えられる．

医療制度改革の基本原則とこれからの課題

最後に，人間の安全保障という面から医療制度改革の基本原則をみていきたい．

まず，憲法で守られている基本的人権としての健康権を，引き続き尊重しなければならない．そのうえで，保険料負担の平等を含めて，平等主義の原則を堅持する制度がのぞまれる．

第二に，医療の質の向上，特に地域医療の質向上をはかる必要がある．医療費を抑制するには，社会的な入院を医療保険と切り離して介護保険に回し，介護施設の整備を進めると同時に，地域支援病院や専門病院を整備し，診療所の連携を進めなければならない．今後さらに地域医療の質を向上させるに

は，病院と同時に診療所のあり方を検討し直して，その上で地域医療の第一線を示す医療のあり方を検討し直すことが重要である．さらに，総合臨床医あるいは家庭医をどのように養成して，地域のニーズに対応していくかを考えなければならない．地域医療のさらなる質の向上がなければ日本の健康社会，平均寿命が先進国の中で引き続き先頭を切ることにはならないだろう．

　日本は，これから高齢化を経験するであろう多くの国に役立つ知見を数多く持っている．しかし，わが国自体は本来のやり方では健康社会を維持できないという深刻な局面に立たされている．したがって外に対して発信・貢献をしつつ，わが国自身がこれからどのように健康社会を維持していくかを真剣に考え，必要な行動をとらなければならない．そのための知的構想力を伴った政治指導力をどうやってつくり上げていくかも課題である．

　健康は個人の責任で保持するのは当然のことである．しかし21世紀においても，社会で互いに協力し合うという連帯意識が求められる．国民の連帯意識を復活させることも重要になってくる．

　こうした課題を一つ一つ解決していきながら，日本が責任ある先導的成熟国家としての役割を担い続けるようにすることが，国民にとっても，国際社会にとっても意義のあることだと考える．

Q&A ── 講義後の質疑応答

Q　国内で，トップダウン的に病院もしくは診療所とよい関係を築いている事例はあるか．また，NGOが海外でグローバルヘルスの活動をする可能性はあるか．

A　前者に関しては，たとえば，結核予防会は，全国の婦人団体と連携して啓発活動を行っている．その他にも疾患別に患者グループなどがあるが，まだ日本の社会の活力は欧米ほど充分に育っていない．市民社会にそういう動きが出てきたときに，地方が支援を行えるようにすることが，これからの課題である．

　NGOやNPOの仕事は現在，国境を越える国際的なネットワークに発展している．その活動と，国レベルの制度・政策がいかに効果的に結びつくかというネットワーク外交が，今後保健医療分野では特に重要になっていくだろう．

政策をつくり，市民社会から出てくる活動を支える技術を身につけて，うまく政策が機能するようにデザインすることが必要である．官民一体で行うネットワークづくりという面では，イギリスは非常に優れていて，市民社会と上手に連携しながら保険医療分野での取り組みを行っている．日本にとって見本となるだろう．

Q　政策決定の際に，議会が対立していても，当事者同士が共有できる科学的エビデンスをつくれるのか．
A　アメリカには医学研究所（The US Institute of Medicine）という学会とつながった組織があり，シンクタンクとしてバイオメディカルな研究および政策研究をしている．中立的な立場で設立されたもので，これによってかなりの当事者が科学的エビデンスを共有できるようになった．

　残念ながら日本には科学的なエビデンスを共有できる仕組みがない．支払い側は自分にとって都合のよいデータに基づいて点数を決めようとするし，医療提供者は自分たちにとって都合のよいエビデンスをつくろうとする．皆それぞれに科学的エビデンスと言っているが，実は政策目的によって使い分けられている．

　日本でも，関係する当事者間で共有できるような科学的エビデンスをつくる仕組みが必要である．そのような組織がないと，巨大な利害関係者の対立を克服して新しい政策は出てこない．

Q　国際社会においてがんを政策的により積極的に取り上げる社会的な力をどのようにして育てていけばよいのか．
A　NCD 非感染性疾患に関する話し合いで，今回「がん」が改めて注目されるようになった．しかし，非感染症を主要アジェンダにしていくには，まだまだこれから先多くの困難がある．

　北アフリカのケースにみられるように，社会の格差の問題に対して多くの途上国の指導者層の関心が急激に高まっている．いかにして格差を抑制して社会と政治の安定を図るかが，政治のプライオリティとして高まっている．

　社会的格差を生む1つの重要な要因は疾病である．感染症だけでなく，慢性疾患である心血管系疾患，がん，糖尿病といったいわゆる生活習慣病は継続的な治療が必要であり，継続的に医療費を出費しなければならない．まず，慢性

疾患がどれだけ貧困層を増やすかを説明し，それを政治課題にしていくように働きかけることが必要である．その中で実際に，がんならばがんの，それぞれの国の状況を科学的エビデンスで説明し，どう対処するのか処方箋を政策として提言していく．それを現地の人びとと連携しながらアピールして，効果を期待するというアドボカシーの政策を進める．主要慢性疾患の中で一番死亡者数が多いのはがんであるから，それを強調しながら，社会の安定と個々の人間の幸福感を高めていくために必要なアプローチとして，がんを中心とした慢性疾患に対する社会保障制度の充実を説明して，働きかけていく．

シンガポールは時代を先読みすることに長けている国であるが，早くも社会保障制度を通じてどのように格差を是正し，社会の安定と堅実な発展を実現させるかという観点から研究プログラムをつくっており，世界中から識者を呼んで毎月のようにセミナーを開催している．

道のりは険しいがチャレンジしなければ動かない．政治に近いところで知的な能力を持った人たちがネットワークでつながって，政治の知的構想力をつくり上げることが大切である．

第7講　グローバルヘルスとがん

渋谷健司（東京大学大学院医学系研究科国際保健政策学専攻分野教授）

　保健医療制度は元来，各国の歴史や文化，社会経済状態，法制度に密接に関わるローカルなものである．しかし，グローバル化の流れの中で，保健医療もそれと無関係ではいられなくなってきた．
　たとえば，オバマ米大統領，クリントン元米大統領，ビル・ゲイツ，ウォーレン・バフェット，サルコジ元仏大統領夫人カーラ・ブルーニ，歌手のボノ．これらの人物に共通しているのは，何か．
　それは，地球規模の保健課題（グローバルヘルス）に関する活動を行っていることである．たとえばクリントン元大統領はクリントン財団で保健医療サービスへのアクセス向上のためのイニシアティブを創設，企業と提携してビジネスモデルをつくり上げ，さまざまな取組みを行っている．特にHIV／エイズ・イニシアティブでは，抗エイズウイルス薬の低廉化と普及を推進している．また，オバマ大統領は2009年，6年間で630億ドルという巨額をグローバルヘルスに投じ，国家戦略とする方向性を示した．カーラ・ブルーニは，わが国が提唱して2002年に設立された世界エイズ・結核・マラリア対策基金（世界基金）の親善大使である．
　ビル・ゲイツと妻メリンダが設立したビル・アンド・メリンダ・ゲイツ財団（ゲイツ財団）は，世界最大の慈善基金団体である．アメリカの著名な投資家ウォーレン・バフェットの寄付によりその規模はさらに倍に膨らんだ．財団の最も重要な活動はグローバルヘルスで，特にワクチン開発と普及など費用対効果の高い革新的技術に係る活動を行っている．

これらはみな，先進国から開発途上国への技術移転あるいは富の分配，という昔ながらの開発援助ではない．むしろ「保健医療」が世界の開発アジェンダにおいて上位を占めるようになった現在，グローバルヘルス分野では，保健医療だけではなく外交やビジネス戦略が当たり前のように取り入れられている．グローバルヘルスは，まさに政治・外交・経済・貿易・ビジネスにおけるイノベーションの最前線であり，非常にダイナミックなものになっている．

グローバルヘルスとは

グローバルヘルスという言葉は，2005年頃から米国で使われはじめ，ここ数年で，世界中で定着してきた．今や世界の主要な大学にはグローバルヘルスを標榜する教室が存在し，さらには，米戦略国際問題研究所（CSIS）などの著名外交政策シンクタンクにおいてもグローバルヘルスに関する部門が設けられている．

これまでも公衆衛生（public health），熱帯医学（tropical medicine），あるいは，国際保健（international health）などの言葉が使われてきた．これらとグローバルヘルスはどう違うのか？　公衆衛生は，国内のある特定地域の人口レベルでの保健管理や政策が主な課題である．これに対して，熱帯医学は，もともとヨーロッパの国々が植民地に派遣した自国民の健康を守ることから発展したもの．国際保健は，経済援助や開発援助など先進国から途上国への支援を中心とした対外的保健医療課題について使われるようになった．

グローバルヘルスは，これらがグローバル化の流れの中で結びついた，より広いコンセプトであり，途上国だけでなく，国境を越えた国内外共通の保健課題に取り組むことである．たとえば，インフルエンザなどの感染症や，環境汚染は，一国だけの課題にとどまらない．グローバルヘルスは，先進国と開発途上国間での双方向の連携，そして経験と知識の共有が必要であり，きわめて学際的かつイノベーションを重視し，社会医学に限らず，ワクチン開発などの基礎研究や臨床も含まれる概念である．

日本においては，これまで，保健医療課題はすべて厚生労働省が扱ってい

た．しかし，グローバルヘルスは外交でもある．そうなると厚生労働省と外務省，文部科学省，財務省などが一体となって取り組まなければならないが，実際には，各省庁が主管する個別の案件やスキームがあり，断片化された現在の縦割り行政では，物事を包括的に把握し，戦略を立て実行するということはなかなか難しい．したがって，グローバルヘルスは国家戦略的，あるいは，国家元首のイニシアティブが求められるアジェンダである．実際，米国ではオバマ大統領，クリントン元大統領のほか，ブッシュ前大統領もエイズ対策に巨額資金を投じていたほか，英国やノルウェーでも国家元首レベルでのイニシアティブがとられている．繰り返しになるが，グローバルヘルスは，単に一省庁の取り組むべき課題ではなく，国家戦略的課題なのである．

　グローバルヘルスでは，戦略的に世界的なイニシアティブをとる能力が問われる．つまり，資金調達力もさることながら，アイディアとリーダーシップ力が必要となってくる．たとえばこれから，開発途上国でのがん対策が重要だとしよう．実際，途上国では母子保健や感染症に力が注がれていて，成人の健康というのは見過ごされている．しかしながら，実はがん患者は途上国でも多く，治療もされていないので，深刻な問題である．そうであれば，がん対策をグローバルなアジェンダとして，前面に押し出す必要がある．そのためには，個々のプロジェクト形成ではなく，グローバルアジェンダにする統率力・調整力，が必要となるのである．

　同時に重要なのが，連携（パートナーシップ）である．以前のように，国際保健と言えば世界保健機関（WHO）の独断場ではなく，今や国連以外の官民連携型の国際機関や財団を含むH8（Health 8：2007年に発足した保健に取り組む8つの国際機関による2年に1度の非公式な会議．WHO，UNICEF，UNFPA，世界銀行，UNAIDS，世界基金，GAVI，ゲイツ財団が参加）をはじめ，市民社会，メディアや企業などを含む民間セクターとの連携が非常に重要となってきている．

　また，連携が進むと，スケール感のある活動ができる反面，それがどれだけインパクトがあったかという評価の視点が，求められてくる．ビジネスモデルを重視するゲイツ財団ではもちろんのこと，世界基金やGAVIなどの官民連携型の国際機関でも，インパクトに基づいた資金配分がなされており，

世界銀行でも保健セクターにおける成果主義を導入し始めている．

グローバルヘルスの潮流

1990年から2010年までの20年間に，保健分野の開発援助に拠出された資金量と，拠出した機関の内訳をみてみよう（図7.1）．まず，過去20年間で資金量が約5倍になっており，特に2000年以降その伸びは顕著である．2000年と言えば，当時の国連事務総長コフィ・アナンが提唱し，国連加盟189カ国が合意したミレニアム開発目標（MDGs）が採択された年である．MDGsは，2015年までに達成すべき目標8項目を掲げているが，そのうち実に3つが保健医療関連である．

この目標とその進捗をモニターするためのアウトカム指標を設定する上で大きな役割を果たしたのが，コロンビア大学の経済学者ジェフリー・サック

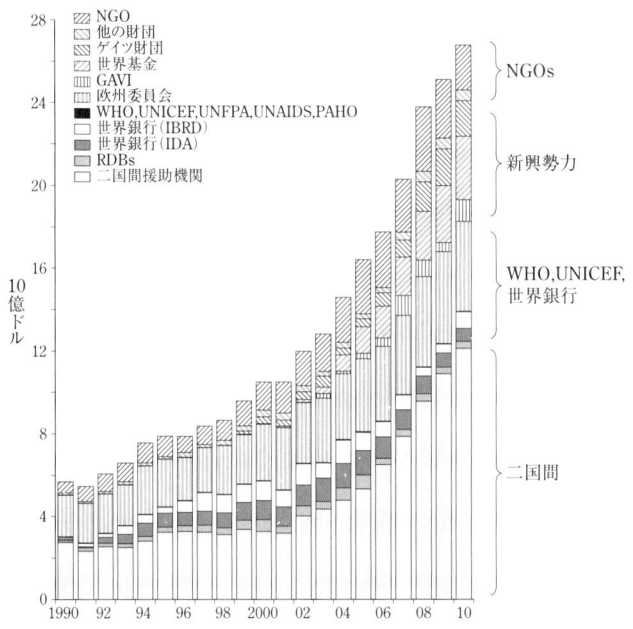

図7.1 保健分野の開発援助（Murray, J. L. *et al.*, *Lancet*, 378, 8-10 (2011)）.

スである．MDGs 設定において，彼は健康の改善が途上国の経済成長に欠かせないと提唱した．それまでは，まず経済成長があって，それから健康問題への対応があるという考え方だったが，サックスは逆に健康に投資すれば生産性があがって経済成長も起こると考えた．この MDGs によって保健医療は世界の開発のアジェンダとなったことが，保健分野での援助の急激な増加に寄与した．

もう一つ特徴的なことは，WHO といった国連機関や世界銀行などの伝統的な国際機関の拠出量は，20 年間でそれほど変化していないが，全体の資金量が急増したため，相対的にみると，国際機関の全体に占める割合は下がっている．1990 年は国際機関が全体の 40％ ぐらいを占めていたが，2010 年になると 20％ 程度に低下し，そのぶん，影響力も低下した．2010 年に最大の割合を占めているのは，二国間援助である．これは，主に米国によるエイズ対策がその大きな割合を占めていることが影響しており，必ずしも世界全体のドナーが資金を急激に増加させているわけではないが，世界のほとんどの先進国では保健関連の政府開発援助（ODA）に対する資金量を増加している．しかし，わが国は減少の一途をたどっており，グローバルヘルスの流れに逆行している．

さらに，2000 年くらいからいわゆる新興勢力が急増して，全体額を押し上げているのがわかる．新興勢力とは何か．2000 年から登場している GAVI は，旧称「ワクチンと予防接種のための世界同盟」である．従来のように個別に各国・機関がワクチン支援をするのではなく，世界的に資金を 1 カ所にプールし，官民が協力してワクチンに係る支援を行うのが GAVI である．GAVI の特徴は，単に豊富な資金力をもとにワクチン供給とその接種に係る支援をするのみならず，革新的資金調達メカニズムを導入した長期的ワクチン支援計画の立案や新技術の開発なども実施している点にある．2000 年の世界経済フォーラム年次総会で設立され，開発途上国・ドナー国政府，WHO，UNICEF，世界銀行，先進国および開発途上国のワクチン業界，研究機関，技術協力機関，国際 NGO，ゲイツ財団などがグローバル・パートナーシップを組んでいる．

もうひとつの新興勢力である世界基金は，エイズ，結核，マラリアという，

三大感染症と言われている疾患に特化した活動を実施している．世界基金もGAVIと同様に，各国政府や民間財団，企業など国際社会から大規模な資金を調達し，開発途上国が自ら行う予防，治療，感染者支援のための事業に，成果主義を基に資金を提供している．

さらに，ゲイツ財団も，個人財団としては膨大な資金力を有する新興勢力の一つである．ゲイツ財団のグローバルヘルス部門のスタッフは400-500人であるが，その年間予算は，全世界で約8,000人のスタッフが働くWHOの2年分に相当するという．もちろん国連は国際機関であり存在意義が異なるが，ゲイツ財団の資金力と機動力の大きさがうかがえる．

このように，保健医療の開発援助では，国連機関や二国間援助が主流だった時代から，上述のような新興勢力やNGOも台頭してきており，相対的な力関係が大きく変化した．世界的には，すでに政府だけに頼る時代ではない．上述のとおり，昔ながらの途上国の貧困層を助けるというモデルのみではなく，官民連携やインパクト重視の方向性と戦略性を重視した，非常にダイナミックな様相を呈している．

グローバルヘルスにおける注目すべきアジェンダ

それでは，グローバルヘルスにおいて，現在，何がトピックとなっているのだろうか．また，どういう疾病が世界で問題になっているのだろうか．

まず，単純な図だが，きわめて示唆に富む国内総生産（GDP）と平均寿命の関わりをみてみよう（図7.2）．プリンストン大学の著名な人口学者，サムエル・プレストンが最初に分析したデータである．

これをみてわかることは，まず，一人当たりGDPの額にかかわらず，年代が上がるごとに全体的に平均寿命が延びている．同じ収入でも年代が上がると平均寿命も延びている．これは多くの場合，技術的な革新によるものであると考えられている．次に，一般に経済状況と健康には正の相関があるということが言える．ある部分までいくとその関係はなくなるが，基本的にGDPが上がれば平均寿命は延びている．さらに，GDPと平均寿命の関係が直線ではなく急なカーブになっているのは何を意味するかというと，同じ1

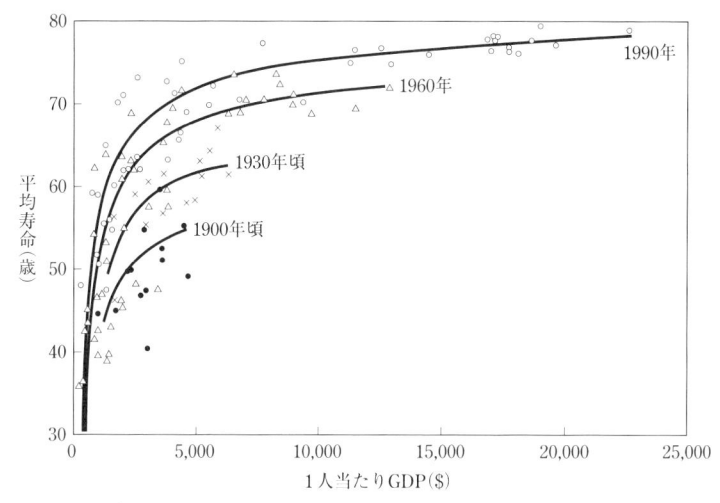

図7.2 プレストンカーブ．国内総生産と平均寿命の関わり（World Bank (1993)）．
○，△，×，●は国別，年代別データを表す．

ドルを投資するとしたら，収入が低いほうが，平均寿命の延びが大きくなるということである．経済学的に言うと，貧困層に投資したほうが，限界便益が大きくなる．最後に，同じ年代でGDPが一緒でも，平均寿命には非常にばらつきがあるということである．たとえば，1990年にGDPが2000-3000ドルの国をみると，ある国は平均寿命45歳ぐらいだが，ある国は75歳というように，30歳も差がある．同じ投入資源でもアウトプットがこれほど異なるのはなぜか？　この一見シンプルなグラフが，近年重視されているグローバルヘルスにおける保健医療制度分析の重要性を示唆していることは大変興味深い．

次に，平均寿命に大きく関わる小児の死亡をみてみると（図7.3），2010年時点の世界の5歳未満児の死因のトップは，新生児死亡である．これを除くと，生後1カ月以降の子供で多いのは肺炎，それから，マラリア，下痢と続く．肺炎は抗生剤の投与，マラリアは抗マラリア薬の服用，下痢は脱水症状の改善で治療するのが基本である．またそれぞれの疾患の予防法も確立されている．これらは基本的に非常に安価かつ簡単にできる方法で，小児の死亡を減らすには，特別な医療技術が必要とされるわけではない．5歳未満児

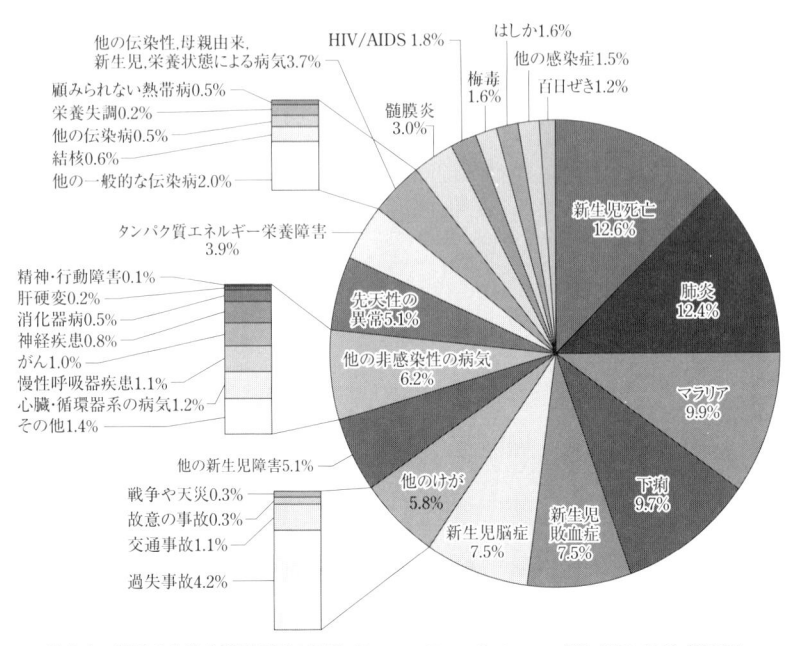

図7.3 世界の5歳未満児の死亡原因（Lozano, R. et al., Lancet, 380, 2095-2128 (2012)）．

の死亡の約70%は，現在入手可能な方法で予防・治療が可能なのである．現在，約190万人の子供が毎年下痢で死亡しているが，その治療法は砂糖と塩を加えた清潔な水を飲ませたり，亜鉛を投与するのが基本である．最近はそれに加えて，下痢を引き起こす大きな原因の一つ，ロタウイルスのワクチンができて，さらなる予防が可能になってきた．既存の保健介入に加えて技術革新によって，下痢対策は進歩しており，5歳未満児の死亡は着実に減少している．

しかし，生後1カ月未満の子供（新生児）の死亡数は過去10年程度であまり変化がない．5歳未満の小児死亡全体が減少傾向にあるため，新生児死亡の相対的な割合は寧ろ増加している．これは，1カ月以降であれば医師がいなくても地域でのワクチン接種や，清潔な水を与えることが可能だが，新生児の場合は，母親の健康管理も含めた医療サービスの介入がないと難しいからである．途上国では，この部分の介入が非常に困難であり，新生児対策は大きなトピックになっている．

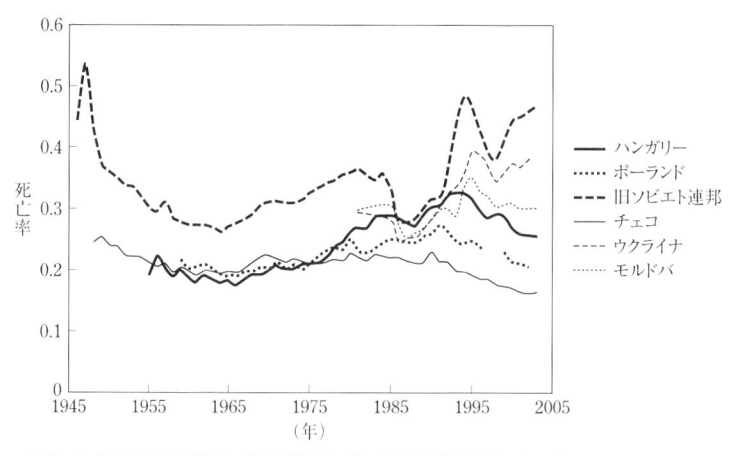

図7.4 旧ソビエト連邦・東欧諸国の成人の死亡率の変化（WHO Mortality Database）.

次に，世界の成人の死亡率の変化をみてみると，年々減少していることがわかる．しかし，2つだけ例外があり，1つは1980年から最近までの旧ソビエト連邦や東欧諸国（図7.4）．ソ連崩壊前後の政情不安などさまざまな要素が原因で，アルコール消費量が増加し，結果殺人や傷害が増えたこと，そしてもう1つは，エイズである．ボツワナを例にとると，1980年には平均寿命が62歳ぐらいだったのが，その後20年の間に死亡率が増加し，平均寿命が大幅に低下した．エイズにより最も活動的な年代の死亡率が急激に増えたためである．この2つの例外を除いて，世界全体では概して成人の死亡率は継続して低下している．

子供も成人も死亡率が低下すると，平均寿命は延び続ける．2011年時点の，日本人の平均寿命は，男性は76.7歳，女性は86歳．中国は75.6歳だが，上海だけとってみると82歳である．では，途上国から先進国まで含めて世界全体で平均寿命は何歳かというと，実に68歳である．すでに68歳ということは，急激に高齢化が進んでいるということ，を示している．

高齢化が進むと，非感染症疾患（生活習慣病）が増えるという健康転換が，特に途上国で爆発的に起きる．実際に，世界の死亡原因を調べてみると，途上国も含めて死亡原因として多いのは虚血性心疾患，次に脳卒中，慣性閉塞

表 7.1 世界の 10 大疾患（2010 年）(Lozano, R. et al., Lancet, 380, 2095-2128 (2012), and Murray, C. J. L. et al., Lancet, 380, 2197-2223 (2012) をもとに作成).

	死亡数	1990 年の順位	疾病負担	1990 年の順位
1	虚血性心疾患	1	虚血性心疾患	4
2	脳血管障害	2	肺炎	1
3	慢性閉塞性肺疾患	4	脳血管障害	5
4	肺炎	3	下痢性疾患	2
5	肺がん	8	HIV/AIDS	33
6	HIV/AIDS	35	腰痛	11
7	下痢性疾患	5	マラリア	7
8	交通事故	10	未熟児合併症	3
9	糖尿病	15	慢性閉塞性肺疾患	6
10	結核	6	交通事故	12

性肺疾患，肺炎，そしてがんが続く（表 7.1）．これは死因だけで，うつ病などの障害で長く苦しんでいる状態は入っていない．そこで，死亡と障害による疾病の負担を包括的に示す指標である障害調整生存年（DALYs）を用いてみても，虚血性心疾患と脳卒中はそれぞれ疾病負担の 1 位と 3 位であり，途上国における健康転換は想像以上に進んでいることが示唆される．

高齢化が進み，感染性疾患から生活習慣病・慢性疾患に健康転換がなされていく傾向は，将来的にどうなっていくかというと，2030 年の将来予測では，やはりがんが大きい．肺がんや乳がんなど部位別のがんを全部一括りにすると，死亡数ではトップである．

グローバルヘルスのアジェンダとしてのがん

では，はたしてがんは，グローバルヘルスのアジェンダになり得るのだろうか．元 WHO 事務局長補であるデレク・ヤックは，がんを含めた非感染性疾患がグローバルヘルスにおいて重要な位置を占めるためには，次の 3 つのステップが重要であると述べている．すなわち，1）政策決定者にアジェンダとして認識させること，2）危険因子とその対策に関するエビデンスの提供，3）保健医療制度の構築，である．

がんなどの非感染性疾患は，グローバルヘルスにおいて明らかに優先事項

になってきている．実際に，2011年9月に開催された国連サミットでは，非感染性疾患，つまりがん，心血管疾患，糖尿病，慢性肺疾患を世界規模で取り組むべき最優先課題であることを確認し，政策提言を盛り込んだ宣言が採択された．

では，途上国で治療を行うときに，感染性疾患や子供の病気とがんとは，どう違うのか．非感染性疾患に一般的に当てはまることであるが，ワクチンなどのように一度限りの介入ですむわけではなく，検査や長期間の投薬を必要とする．すなわち，財政的にも，ドナー国の援助による資金に頼るのみではなく，自国での保健財源を確保していく必要がある．また，がんは，ある種の白血病やリンパ腫を除いて，肺炎のように薬剤で治るわけではない．多くは手術や化学療法など，比較的高価な治療が必要である．

ただし，エイズの例をみてみると，抗ウイルス薬が進歩し安く手に入るようになって，多くのエイズ患者が普通に生活できるようになってきた．エイズの薬は劇薬であるし，毎日服用しなければいけないため，きちんと服用しているか，副作用がないかなどを，定期的にチェックする必要がある．しかも当初は高価であったため，途上国で治療が可能なのか疑問視する声が多かった．しかし，現在では，医師でなくても看護師などによって治療薬の管理はできている．もちろんここに至るまではかなりの資金が使われているが，がんでも同じようなことは不可能ではないかもしれない．

同じがんであっても，部位によって性質が異なることも考慮しなければならない．たとえば，白血病やある種のリンパ腫は化学療法が非常に効果的だが，途上国では高価で手に入りにくい．肺がんや胃がん，肝がん，あるいは子宮頸がんなどの危険因子が明らかながんは，途上国においても予防が可能だろう．

実際，がんの予防は，対費用効果も高く，グローバルヘルスにおける最優先事項の一つであろう．インド，中国をはじめ今，アジアで最も問題になっている，がんの原因はタバコであり，タバコ対策は重要な課題である．子宮頸がんワクチンは高価だが，徐々に値段も下がってくるだろう．がん対策は必ずしも抗がん剤や手術だけではなく，一次予防，特にタバコ対策がアジアでは求められている．

しかし，現在のドナー国の経済状況を鑑みると，これまでの優先課題である感染症対策や母子保健に伍して，がんがグローバルアジェンダとして確固たる地位を築き，国レベルでその対策が実施されることは，そう簡単なことではない．では，このような中，どういう戦略をとったらいいだろうか．

WHOの結核対策本部長であった古知新博士から聞いた話だが，彼が1989年にWHO結核対策課に乗り込んだとき，スタッフは5人程度，年間予算はわずか1億円で，人件費を除くと活動費はほとんどなかったという．これでは何もできないので，氏は結核を世界的イニシアティブにしようと考え，結核は世界的な緊急課題だと当時の事務局長に訴えた．そして1993年，WHOは結核の「世界緊急事態宣言」を出すに至る．同時にサクセスストーリーをつくるために，DOTSという標準化した治療法を打ち出した．この方法はアフリカなど数カ国で成功を収め，世界的な治療法になった．さらに，米国や世界銀行を巻き込み，優秀な若手人材を登用して育成した．こうして結核対策課は，5年後には年間予算40億円，人材は150人以上に拡大した．

このようなアジェンダのセッティングは，がんでも参考になるだろう．プロジェクトとして立ち上げて，予防や治療の方法をパッケージにして，国全体，あるいは世界に広げられるようにする．がんであっても，ある種の治療法は必ずしも難しくないことをエビデンスとともに示していく．包括的なプライマリケアと保健制度構築のための具体案を示しながら資金を調達するための新たなメカニズムを考えて，また，途上国の自前の新たな財源を確保する必要もあるだろう．

"From Soda Pop to Global Health." はゲイツ財団のメリンダ・ゲイツのTEDx Changeでのプレゼンテーションのタイトルである．ワクチンや薬が不足している途上国でもコカコーラは必ずある．両者の違いは何か？　まずは，タイムリーなデータである．次に，各地域の起業家の存在である．最後は，マーケティングの手法によるもので，こうしたビジネス的な戦略がグローバルヘルスに革新をもたらすだろうと，彼女は言っている．

これまで日本では，援助というと先進国が途上国を援助するという伝統的なスタイルで，資金がなければ難しいと思われてきた．あるいは，顔のみえる援助として，現地で汗を流すことが大切だと考えられてきた．そのような

哲学も重要ではあるが，急速に変化する世界情勢の中で，さまざまな人・国・機関を巻き込みアイディアを出し合い，世界的なトレンドをつくることも非常に重要である．そして，何よりも，途上国が自分たちで持続できる制度や戦略の設計を支援することが，今後のドナーの最も大きな役割となるであろう．グローバルヘルスとして，先進国と途上国双方が知識と経験を共有しながら共同で開発していくことが求められる時代になっている．それは，がん対策においても当てはまることである．

第8講　アジアとともに生きる
——経済協力の次に日本が世界で貢献しうること

門間大吉（IMF 日本代表理事，前大臣官房審議官）

　アジアは世界の経済成長において非常に重要な位置を占めるようになってきている．リーマンショック後の世界経済の8割をアジア市場が牽引している．日本にとってアメリカ，EU（欧州連合）も大事だが，今後はアジアとともに生きていかなければならない．日本のアジアへの輸出割合は1980年代には30%だったが，今では60%ほどに増加している．逆にアメリカの占める割合は減ってきている．EUも減少傾向だ（図8.1）．好むと好まざるとにかかわらずアジアと付き合っていかなければならないのである．こうした経済の面でアジアと付き合っていく，あるいはアジアの経済成長を日本に取り込むということはどういうことなのか．そのために日本としてはどのような形でアジアと付き合っていけばよいのか．マクロの経済政策ではどうか．本講義では経済協力ではどうかといったことを考察することとする．それがアジアでがんを生きることにおいて，よりよい環境をつくることを提供すると考えるからである．

　戦前のイギリスやアメリカは，世界経済で1位の座を維持するために単に世界の国々に物を輸出するだけでなくさまざまな国や植民地に工場をつくったり，インフラを整備したり投資してきた．それはそうした国々が成長，発展することにより，イギリスやアメリカの物をより多く輸入してくれるだけでなく，将来（イギリスや，アメリカの成長力が弱まったときに），投資に対する配当という形で，イギリスやアメリカに富を移転してくれるからである．

　日本もこれまでアジアに投資した収益を回収して今後は食べていかなけれ

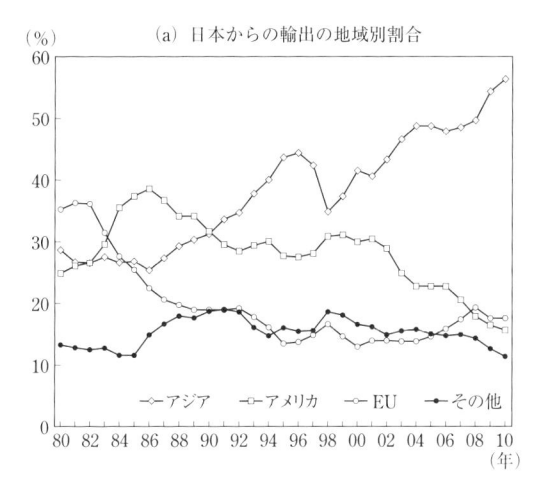

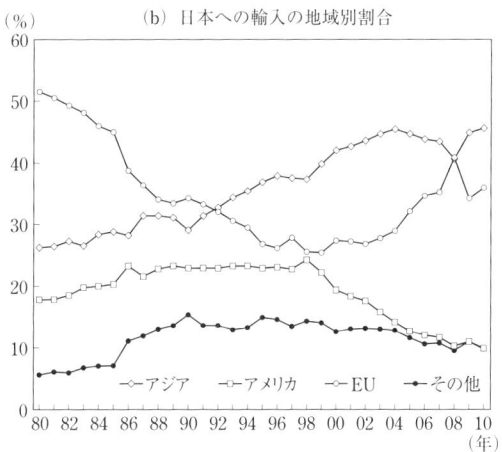

図 8.1　日本輸出入額の地域別割合の推移（財務省資料）.

ばならないことになるだろう．国内で貯蓄しても，単に銀行に預けているだけでは富を生まない．経済活動に利用され生産に貢献しなければ国レベルで収益（リターン）を生むことはない．これからは貯蓄をアジアに投資し，それを経済活動につなげ，アジアが成長し，収益を生み，将来そこから日本が配当を得るということがますます大切になる．これが将来の雇用を確保し，年金などを支払う財源となりうるのである．アジアは経済が順調に拡大を続

けているので，アジアに資金を投資し，アジアがさらに大きく成長し，生み出す収益を大きく回収するのが好ましいのである．逆に言うとアジアが危機を招かずに，順調に成長することが，今の日本の輸出などのために重要であるだけでなく，日本の受け取る将来の配当のためにも重要なのである．

　一見，アジアはこれまで一本調子でうまくいっているようにみえるかもしれないが，1997年にはアジア通貨危機が起こり，タイ，インドネシア，フィリピンなどの成長が2，3割も減り，失業が溢れ，大変な騒ぎになったことがある．通貨危機ではアジアの通貨が（ドルに比べ）暴落して，ドル建ての債務の返済により多くの自国通貨が必要となり，対外債務の返済が困難に陥ってしまった．工場の倒産，金融機関の破綻，失業率の増大，マイナス成長，社会不安，政権崩壊といったことが起こったのである．これを教訓として日本は，アジアで二度と通貨危機が起きないよう，仮に起きても迅速に支援することで傷が深くならないような仕組みをつくろうと努力することになった．

「チェンマイ・イニシアティブ」

　まずは危機にならないよう，また危機になっても早期に支援できる仕組みを検討した．それが「チェンマイ・イニシアティブ」という仕組みである．これはある国が通貨危機になりそう，またはなり始めたときに他の国がドルを貸す仕組みである．ASEAN（東南アジア諸国連合）10カ国と日本，中国および韓国からなるASEAN＋3財務大臣会議で2000年5月に合意した．会議が開催されたのがタイのチェンマイであったことから，チェンマイ・イニシアティブと呼ばれるようになった．具体的には通貨危機が生じ，急激な資本流出によって外貨を減らすような危機的状況が起きた際に，他のメンバー国が危機に陥った国に対して外貨資金を供給するというものだ．最初は，たとえばタイで危機が生じたら，日本がドルや円をタイに供給する形で支援するというように，二国間の仕組みだった．その後2003年になってこれをマルチ（多国間）契約化した．つまり，タイが危機に陥ったとき他の12カ国が一緒にタイに支援するというものである．現在総額で1,200億ドルの資金

規模となっている．2012年の5月にはリーマンショックの経験や，ヨーロッパの金融危機がアジア地域に波及しないよう，このチェンマイ・イニシアティブの資金規模を倍増（2,400億ドル）するとともに危機になる前にドルを引き出せるようにする危機予防メカニズムを導入することに合意した．この合意には筆者も財務省国際局の担当審議官として，各国にこのアイデアを提示し，その必要性を強く説いて回り合意の実現に貢献できたのは幸いであり，また後に述べることを思うと運命的なものを感じる．

　かつて日本は，アジア通貨危機が起きた直後の1997年9月「アジア通貨基金（AMF; Asian Monetary Fund）構想」というものを非公式ながら打ち出した．世界的には国際通貨基金（IMF; International Monetary Fund）というものがある．これは，第二次世界大戦後に国際的な経済問題が戦争の発端の一つとなったとの反省から，経常収支の危機に陥った国を国際的に救済することを目的にワシントンを本部として創設された国際機関（現在188カ国が加盟．日本は1952年に加盟．アメリカに次ぎ第2位の出資国）である．IMFと同様国際収支危機に陥った国を援助する国際機関をアジアの国々をメンバーとしてアジアにつくろう，そのほうがよりアジアの国々にふさわしい救済の仕組みを構築できるのではないかというのが，「アジア通貨基金構想」である．だがこれはアメリカの反対や，域内の中国，シンガポールの同意が得られず頓挫してしまった．この経験をもとに国際機関という形ではないが，より簡易な相互の金融支援の仕組みをアジアでなんとかつくって行こうとして考えられたのが「チェンマイ・イニシアティブ」だったのである．

　その背景について少し詳しく説明しよう．アジア通貨危機当時，国際的なエコノミストはなぜ危機が起きたのか原因がよく理解できていなかった．ラテンアメリカにおける通貨危機は，大体が国内の貯蓄も十分でなく，身分不相応の歳出の増大を財政赤字の拡大（外国から借金）でまかない，これが経常収支の赤字を招き，結果としてその国の自国通貨がドルに対し暴落するというメカニズムで引き起こされていた．しかしアジアではおおむね貯蓄が十分あり，財政黒字だったにもかかわらず通貨危機が生じた．IMFはアジアに対し，ラテンアメリカと同じ処方箋すなわち緊縮財政をアドバイスした．アジアの場合は国内に貯蓄があったのに，それを必要な投資の財源として利

用できるチャンネルができていなかった．日本の場合，貯蓄は郵便貯金や銀行預金という形で金融システムに流れ込んでいる．郵便貯金は，かつては財政投融資資金（いわば第2の予算）として，道路，港，電力などのインフラ投資に融資された．また民間銀行は預金を民間企業に融資し，企業の設備投資を可能とした．しかし東南アジアの場合，貯蓄があるのにこうしたチャンネルが十分育っていなかったため，投資の財源に使えなかった．銀行はアメリカの銀行などからドルを借りて国内の企業の投資に融資したのだった．しかも借り入れの期間は3カ月でこれを（問題なければ）何度も繰り返す（ロールオーバー）ものであった．

　たとえばタイの銀行はアメリカの銀行から3カ月期限のドルを借り，タイの通貨バーツに替え国内のビルの建設などのプロジェクトに融資していた．通常は問題がないので金利を払い3カ月の融資を何度もロールオーバーしていた．ところがタイが危ないという噂が流れ，これによってアメリカの銀行がタイの銀行に対し，融資のロールオーバーを認めず，資金をタイから引き上げようとした．するとバーツを売ってドルに換える動きが急増し，バーツが暴落した．バーツが弱くなると，ドル建ての債務の返済にますますより多くのバーツで返済する必要があるが，多くのタイの企業は返済に窮し，返済の滞りや倒産が多発し，それが不良債権となってタイの金融機関の経営を圧迫．経済はデフレ，不況に向かってゆく．そこにIMFの指導で緊縮財政がとられ，ますます経済活動が縮小し，多くの企業倒産と銀行の経営危機がもたらされ，大量の失業も発生し，社会問題となった．危機の起きた多くの国で政権が崩壊した．

　このような通貨危機がタイに起きたとき，日本を含む他の多くのアジアの国々がタイに対する支援を表明した．またIMFによる支援はアジア経済に対する理解が不十分なままで厳しすぎる政策を条件（コンディショナリティー）にしているのではないかという意見が出てきた．アジアの国々がお互いをお互いで助けようとしたこと，IMFが必ずしも十分アジアのことを理解しないで誤った政策アドバイスをしたことをきっかけとして，お互いがよく理解し合っているアジアの仲間で資金もアドバイスも出し合って助け合う国際機関をアジアにつくるという「アジア通貨基金構想」が一定の支持を集

めたり，その後,「チェンマイ・イニシアティブ」が誕生し，さらに強化，発展することにつながったと思われる．

アジア債券市場イニシアティブ

アジア通貨危機の本質的原因は，アジア各国の貯蓄を自国の国内企業の投資や，自国のインフラ投資にまわすチャンネル（信用仲介機能）が十分整っていなかったことである．これが十分できていれば，先ほどのタイの例ではタイの銀行はアメリカの銀行からお金を借りる必要はなく，タイの国内のバーツの資金をタイの企業のバーツ建てのプロジェクトに融資されるのでバーツがドルに対し暴落するリスクはないのである．またタイの国民がタイの金融機関に対し信頼を置き，長期の預金をしたり，場合によってはタイの企業の債券を購入する形になると長期の投資に長期の資金が当てられ，為替（バーツの投資にドル）のリスクも期間のリスク（長期のプロジェクトに短期の資金）もなくなり，より安定的な投資が可能になるのである（為替と期間の二重のミスマッチの解消）．

こうしたアジア各国の貯蓄がアジア各国の投資に使われるようなチャンネルを強化しようというのが，筆者が財務省地域協力課長のとき，2012 年 12 月に提唱したアジア債券市場イニシアティブ（ABMI; Asian Bond Markets Inisiative）である．半年後の，2003 年 5 月の ASEAN＋3 財務大臣会議で承認された．アジアでイニシアティブを提案し合意しようとする際の特有の難しさは，アジア各国のカウンターパートの課長だけではなく各国の局長や場合によっては大臣に直接説明しなければならないことだ．課長に説明しても，「明日あるいは次回局長に直接説明してくれ」と言われることがたびたびあった．地域協力課長のときは 2 年間で 48 回も海外出張した．特に難しかったのは中国．まだ，債券市場が発展しておらず理解しづらかったこと，また，日本からの提案ということで，首を縦に振らなかった．そこで「これは中国国内では中国も主体的に参加する共同のイニシアティブと言ってかまわないから，ともかく ASEAN＋3 大臣会合で合意をしよう」と働きかけた．さらにこのイニシアティブを推進するためにワーキンググループを 6 つつくり，

日本だけでなく，中国，韓国，タイ，マレーシア，インドネシア，シンガポール，がそれぞれ，単独または共同議長に就任できるよう工夫し各国がオーナーシップを持ち，かつそれぞれの国内で政治的サポートが得られやすいような配慮も講じた．その後このアジア債券市場イニシアティブは，チェンマイ・イニシアティブと並ぶ車の両輪として ASEAN＋3 の金融協力の柱となって発展した．当時タイでは世界的に活躍する日本の自動車会社の現地法人でさえ，タイのバーツで資金調達できず，日本から円をタイに持ち込んでバーツに交換して工場の建設や従業員の雇用などに使用した．もちろん，タイで車を売れば売り上げはバーツである．円とバーツの為替リスクを負わなければいけなかった．しかし今ではタイの信用仲介機能が強化され，バーツの融資をタイの銀行から直接借り入れることができるようになった．また 3 年ものであれば直接この企業のバーツ建ての債券が発行できるようにもなった．中国ではその後，債券市場，特に国債市場が急速に整備された．さらにこの構想の中でアジアの企業が債券を発行し安定的に資金調達が可能となるよう債券を保証するアジア保証機構（CGIF; Credit Guarantee and Investment Facility）が 2011 年に発足し 11 月に日本人の西村潔氏がトップの最高経営責任者（CEO）に就任した．今後アジアの社債市場の発展に大きく寄与することが期待されている．

AMRO の発足

　チェンマイ・イニシアティブが有効に機能するためには，経済危機が起きないよう，アジア各国が適切な経済運営を行うことが重要である．そのため，域内各国の経済政策を ASEAN＋3 の財務大臣代理および中央銀行総裁代理レベルで年 2 回非公式な形で議論を行っている．そうすることで危機を招かないようお互い助言しあうと同時に，いざ危機になったときお互いの経済の状況がよく判っているので迅速に救済できるという利点がある．チェンマイ・イニシアティブ発足当初はアジア開発銀行に経済動向の分析などを依頼し会議に出席し意見を求めていた．しかしチェンマイ・イニシアティブがマルチ化し規模も大きくなるに従い ASEAN＋3 独自の経済を分析する組織が

必要だという意見が強まり，そのための組織 AMRO（ASEAN + 3 Macroeconomic and Research Office）の設立が ASEAN + 3 財務大臣会議で合意され，2011 年にシンガポールに創設された（シンガポールの会社法に基づく会社として設立）．初代ディレクター（任期 3 年）は中国が 1 年，残り 2 年間は日本が務めることで合意し，2012 年 5 月から財務省の参事官だった根本洋一氏が就任した．2012 年 5 月現在 30 人程度のスタッフを擁し経済分析を通じて，アジアの経済の安定と成長に貢献をしている．ASEAN + 3 財務大臣会議も 2012 年 5 月から中央銀行総裁も参加する ASEAN + 3 蔵相，中央銀行総裁会議と名称が変わり，そのコミュニケの中で AMRO の早期の国際機関化が合意された．前述のとおり，チェンマイ・イニシアティブの規模の拡大と危機予防機能の導入とあいまって実質的にアジア通貨基金構想が実現しつつあるという見方をする人もいる．

世界的金融危機——リーマンショックの発生

現在，2008 年に発生したリーマンショックとその後ヨーロッパ各国で発生した金融危機が日本に円高などをもたらすと同時に，アジアの輸出などにも影響を与えつつある．グローバライゼーションにより世界経済の統合がますます進展し，世界のどこかで生じた危機が短期間にこのアジアや日本経済に深刻な影響を与えかねないといった状況になっている．こうした状況では世界経済の動向にも注意を払い，危機を少しでも起こらないように努力するとともに，そうした危機が他に影響を与えないよう必要な資金支援を迅速に行う仕組みを整備する必要がある．そうした国際的な支援は先に説明した IMF が主導的な役割を果たしている．2008 年のリーマンショック後，IMF はたとえばアイルランドに 300 億ドル，ギリシャに 400 億ドルなど，全部で 27 兆円融資している（2011 年 5 月現在）．こうした金額の支援はとても日本だけで対応できるものではない．日本は IMF のような国際機関が有効に機能するよう積極的に考え，世界的な仕組みづくりに貢献すべきと考える．

世界的な危機を予防したり，危機を閉じ込め，他に波及することを防ぐためには，迅速に十分な支援を行えるだけの資金を確保することが重要である．

すなわち世界的な危機に対応することが期待される IMF の資金規模の確保，充実が重要である．IMF における日本のシェアは約 6%．残りの 94% は世界の他の国々の負担．つまり，全体の 6% の負担で大きな資金力をもって世界の金融危機に立ち向かえるのである．これは日本の利益にも適いかつ効率的であると言える．開発途上国に対しては世界銀行グループという国際機関（やはり，第二次世界大戦後に創設され日本はアメリカに次いで第 2 位の出資国）がワシントンにある．開発途上国の危機に対しては世界銀行が IMF とともに支援することができる．約 30 兆円の資本がある．日本はやはりその約 6% を分担する．面白いのは，資本は大半が「コーラブルキャピタル」といって，各国政府が支払いを約束した証書で資本の枠組みができている．コーラブルというのは必要があってコールされるまでは現金で払う必要のない資本という意味である．世界銀行はこれを担保に市場から資金を借り，これを開発途上国に対する融資の財源に使っており，日本の直接の負担がさらに小さくなっている．世界の経済規模が大きくなるなか，危機が起きた場合に必要となる資金支援の額も巨額なものとなる．このような仕組みを日本は積極的に活用すべきである．

国際的な枠組みづくりに対する貢献

1997 年のアジア通貨危機直前の 1995 年には，メキシコの通貨危機があった．これが最近の巨大な資金フローが引き起こす国際的規模の通貨危機の始まりであった．当時，メキシコを救うためアメリカ財務省は単独で数兆円のドル資金を提供した．メキシコ経済の危機は米墨自由貿易ゾーンというかたちで経済統合していた隣国アメリカに甚大な影響を及ぼしかねないからだった．しかしこの支援はアメリカ国内で大問題になった．果たしてアジアで同様な危機が起きたときに日本は単独でアジアを助けることができるのだろうか．当時 G7（7 カ国蔵相，中央銀行総裁会議）や IMF を課長補佐として担当していた筆者は必死に考えた．結局，金融危機のときに大量の資金支援が行える国際的なシステムを IMF を中心につくることが重要であると考え提案した．具体的には，①金融危機に機動的かつ大きな資金支援が可能となる新

たな「緊急融資制度」をIMFに創設する．②IMFの資金が不足する事態に備え，複数の国で自発的にIMFに資金を融資しIMFが金融危機の支援に資金不足にならない新たな仕組み（NAB; New Arrangement for Borrowing）を創設する．③NABに参加する国々を中心にIMFや世界経済について議論するグループを創設する．いずれも1998年6月にカナダのハリファックスで開催されたG7（7カ国先進国首脳会議）に提案され合意された．

この中で，提案のグループはG20（20カ国蔵相，中央銀行総裁会議）という形で実現している．もともとG7では新たに経済力を増し，重要な役割を果たしつつある，特にアジアの新興国の意見を表明する機会は少なかった．そこで，IMFに対する融資を行うNABに参加する国々に発言権を与えようとしたのである．

筆者が参考にしたのがG10（10カ国蔵相，中央銀行総裁会議）である．G10はG7ができる以前に重要な役割を果たしていた．

G10の意義は1960年代のイギリスのポンド危機のころに端を発している．1日で公定歩合を10％引き上げてもイギリスのポンドの暴落を守れなかったことがある．当時ポンドを支援するために必要な十分な資金がIMFになく，資金不足を補うためにIMFに対し資金を融通する仕組み（GAB; General Agreement on Borrowing）が創設された．このGABに参加した国々をメンバーとしてG10という枠組みができた．OECD（経済協力機構）の経済政策委員会の中に第三作業グループというのがつくられ，OECD事務局が会議の事務局（各国経済の分析，議題の提案）をつとめながらG10の蔵相代理，中央銀行総裁代理が各国の経済政策をめぐり非公式かつ率直な意見交換を行っている．

筆者の提案したNABの創設を機にG20も創設された．このメンバーの選定などに日本は大きな役割を果たした．その後2008年のリーマンショックの際，世界経済を議論するあらたな首脳レベルの会議としてG20首脳会議が開催され，以後毎年開かれるようになった．今や，ニュースでも大きく取り上げられ，BRICs（ブラジル，ロシア，インド，中国）などが脚光を浴びるG20も，もともとメキシコ通貨危機の教訓を基にわが国が提案したものがきっかけとなったのである．

第Ⅱ部　今，日本ができることとは

　わが国はこうした国際的な枠組み，特に世界的な危機に対処するIMFの強化を重視している．リーマンショックの際にはIMFに十分な資金を確保するため，1,000億ドル融資することを提案した．

　2010年12月，IMFが資本を倍額に増資を決め，協定改正を提案したときも，わが国は2011年3月11日の東日本大震災の直後にもかかわらず，同じ3月中にIMFの増資法案を可決し，6月には協定改正の国会承認を行った．さらに2012年4月にはヨーロッパの金融危機に対応するために必要な資金をIMFに貸すことに真っ先に600億ドル融資することを表明した．これが呼び水となってG20でIMFに対する4,000億ドル強の融資が合意された．資金やアイデアだけでなく人的に国際機関に貢献することも重要である．まだIMFのトップである専務理事に日本人が就任したことはないが，1997年以来，日本は継続的に副専務理事（通常3人であるが，クリスチャン・ラガルド専務理事が就任した2011年5月から4人）のポストを占めている．実は筆者は2012年8月からIMFの日本代表理事に着任した．IMFには理事が24人いる．IMFの重要事項はこの24人の理事からなる理事会で決定される．日本は第2位の出資国なので日本単独で理事を出しているが，多くの途上国は数カ国でグループを形成し理事を出している．期せずして2012年10月に東京で1964年以来実に48年ぶり2回目となるIMF世界銀行年次総会が開催された．前回1964年は東京オリンピック，新幹線といった日本の高度成長の始まりを象徴する時期での開催であったが，今回は東日本大震災からの復興中の日本を世界中の参加者にみてもらうことができた．「長い間のデフレにもかかわらず，東京は清潔で活気があり，また総会運営がきわめて円滑であった」と多くの参加者から高い評価をいただいた．仙台では防災をテーマとしたセミナーが開催され，経済発展の中に「防災」の観点を統合してゆくことの重要性が共有された．また不透明感を増しつつあったヨーロッパ情勢が主たる課題としてさまざまな場で活発に議論された．こうした節目の年にIMFの理事に就任したのも何かの縁であろうか．

アジアの医療，健康問題

　アジアが順調に成長していくための課題として医療，健康問題がある．アジアの経済成長は著しいが，これほど格差のある地域もない．世界の貧困人口の3分の2をアジアが占めており，貧困問題を放置して経済が順調に発展できるわけはない．貧困の要因の一つとして十分な医療設備やスタッフがないとか，あるいは安いお金で医療を受けられる保険制度がないことがあげられる．アジアでは適切な医療保険制度がまだ整っていない国が多い．しかも急速な高齢化が進みつつある．医療費の負担が国全体としても重大な負担となりつつある．誰でも一定の医療にアクセスでき，しかも将来とも持続可能な医療制度の構築は多くのアジアの国の共通の課題である．

　ここでベトナムにおけるJICA（国際協力事業団）の保健医療支援スキームを取り上げてみたい．ベトナムには公的な3つの拠点病院がある．そのうちバックマイ病院は住民4,000万人を対象にした北部の病院だ．日本はこの病院に無償支援の形で長年支援を続けている．病床480床，ICU（集中治療室），検査室などそれなりに設備も充実している．私がこの病院をみて感激したのは，病院の正面にベトナムと日本の国旗が並んで掲げられていたことだ．日本の援助がこうした形できちんと評価されることは多くはない．バックマイ病院の委員長は厚生大臣と同格であり，政府の要人が務めているとのことである．

　2011年の5月に，このバックマイ病院を現地のJICAの事務所の人と半日ほど見学させてもらった．病院の幹部が熱心に説明してくれた．一番驚いたのはそれなりの規模の病院であるが患者の需要に応え切れていないことである．1つのベッドに患者が3人というのが珍しくない．また廊下にもビーチにある折りたたみベッドのようなものを持ち込みそこに横たわったり座ったりして治療を受けているのだ．また病院は日本のような完全看護ではなく家族などが付き添いをしている．病院じゅう人で溢れている．どうやって病人は寝ているのだろう，休んでいるのだろうと首をかしげてしまう．

　病院の外来も大変な人だかり．筆者が見学したのは4時ごろであったと思うが，夕方5時に病院は閉まるというのに，待合室や廊下，出入り口にも入

りきれず，外にはまだまだ何十人と並んで待っている．時々雨が降ったりしている．重い病気の患者だけがバックマイ病院のような高度な医療施設にこられるという制度にはなっていない．JICAは，コミュニティー単位の診療所，それをいくつかまとめた県レベルの病院，その上のピラミッドのてっぺんにバックマイ病院といった，広がりを持った，病気の程度に応じた重層的医療システム（リファラルシステム）を構築するということをベトナムに対する医療支援の大きな柱と考えている．

循環器科をみせてもらうと，ちょうど動脈硬化のステント手術をしていた．手術室は小さく粗末で，そこらじゅうに血のついたガーゼや包帯が放置され，衛生状態も十分ではなかった．現地の医師によると，近年急速に経済成長し，人々がそれまで十分な食料を持てなかった反動か，カロリーの高いもの，脂肪分の高いもの甘いものなどを大量に摂取するようになり，成人病やがん患者が急速に増加しているとのことであった．地方でも都市部でも共通の現象とのこと．バックマイ病院にはがん対策の病棟も充実．放射線治療も行っているとのこと．設備も病棟も結構立派であった．最近ドイツから高価な最新のMRIを寄贈されたとのことだが，それでもとても1台では需要に対応できずもう1台購入することを検討しているとのことである．また，成人病とがん治療がバックマイ病院の大きな柱とのことであった．

ただでさえ患者の需要に応え切れていない同病院はこのままでは急速に増加する成人病やがん患者にますます対応できなくなるとともに資金的にも国家として高いコストをまかないきれなくなるのではと危惧する．JICAは前述のリファラルシステムの導入と県レベルの医療システムの改善，医療機器の改善を行うため，これまでの無償資金による支援に加え，円借款による支援の検討を行っている．無償資金は国の税金を直接費消するので，特に最近のわが国の財政難のおり無償資金を増加することは困難である．ベトナムを含めアジアはこれから急速に医療システム整備のニーズが増加することが見込まれる．また，アジアは成長が見込まれ円借款でも十分返済する能力があると見込まれる．したがってこれまでの「医療支援は無償援助で」という発想を変え，円借款をより積極的に活用することは，アジアの増大するニーズに対応するためにも望ましいことではないかと考える．最終的には筆者が財

務省国際局の担当審議官当時これに GO サインを出したが，1 点付け加えさせていただいた．それは支援のコンポーネントの中に成人病やがん患者が少しでも増えないよう，成人病やがんの知識の普及，栄養指導や教育をするというものである．患者になった後の治療も大事だがベトナムのように，誤った食事のとり方を続けていたら，病院をいくらつくっても，援助をいくら行っても足りず，根本的問題の解決にならない．ベトナムの国家財政の大きな負担にも，ひいてはベトナム国民の重荷になりかねない．

　がんや成人病がアジアで増えるとした場合に医療保険制度のあり方も考える必要がある．途上国では高度な医療を提供できる立派な機器を備えた民間病院があるが，料金は高価なため，一部のお金持ちしか利用できないのが実態である．普通の国民はお金がないため十分な医療を受けることができない場合が多い．家族の誰かが病気になると，なけなしの財産（時には貴重な牛や家畜）を手放しいっそう貧困な状態に陥ることは少なくない．途上国の貧困問題，格差の問題は適切な医療保険制度がないことに由来するケースが少なくない．日本の医療保険は比較的安い保険料で相当高度な医療まで貧富の格差によらず誰でも受けられるという意味で「国民皆保険」の成功例として，著名な医学雑誌『ランセット』(*Lancet*) に 2011 年に特集として取り上げられた．そうしたなか，2011 年 6 月に世界銀行から，「日本の皆保険の経験やその他の国の事例を研究し，開発途上国の医療保険制度をより財政負担が軽く，持続的でかつ貧しい人も一定の医療を受けられるものに改善できないか」というテーマで世界銀行と日本政府とで共同研究できないかという打診が（世界銀行の援助を担当する審議官であった）筆者にあった．早速厚生労働省，外務省，JICA，国際保険の専門家などに相談した結果，オールジャパンでこの世界銀行の共同研究を受諾することとなった．2013 年までの 2 年間の研究とし，世界銀行の途上国の援助政策に具体的に反映されることを目標として行うこととなった．そして中間点である 2012 年 10 月の IMF 世界銀行総会で正式セミナーとして先進国や途上国の財務大臣や保健医療担当大臣，WTO のマーガレットチャン事務局長など，国際機関，それに著名な学者などを集めて議論を行うセミナーを開催することとなった．一般の参加も自由であり，これを機に途上国の持続的財政負担の大きくない皆保険制度へ

の研究が進み，アジアのがんや成人病に苦しむ患者の負担が軽減されることにつながればと期待している．

経済協力（ODA）

　筆者が国際局の審議官当時担当していた経済協力について紹介したい．前述したとおり，がんを含むアジアの医療問題，貧困問題，を解決する手段の一つとして経済協力がある．

　わが国のODA総額は188.5億ドル．二国間援助は151.3億ドルで，多国間援助（世界銀行を含む国際機関などを通じた援助）は37.2億ドル．二国間援助のうち66億ドルが円借款．円借款は受け取る国の1人当たりGDPの額によって条件が異なるが最も貧しい国に対しては10年間返済据え置きを含め40年間で返済．金利も0.01％とかなり譲許的（返済しやすく贈与に近い）．主要国でみると一番ODAが多いのはアメリカである．アメリカやイギリスは基本的に無償資金援助が主体であり，日本ほど借款を多く供与している国はない．円借款の供与先は主にアジアの国で，重点的に援助している．

　ODAの予算は削減傾向にある．予算が一番多いのは外務省，次が財務省である．平成23年度予算では外務省は4,170億円，財務省は947億円であった．しかし平成21年度では外務省は4,360億円，財務省は1,500億円だった．ベトナムの病院のケースで述べたが，円借款は大きな金額の支援を財政負担が少なく可能とするだけでなく，返済するということで，途上国自身が返済計画や，支出の重点化をする必要があり，「途上国のオーナーシップ」を強めるという効果もある．

　実は途上国が助かるのはODAだけではない．ODA以外の民間の融資や投資で助かっているのも実情だ．日本の市場を開放して途上国からの輸入を拡大するのも重要だ．また民間銀行が途上国の銀行や日系企業を通じて融資や投資の資金をまわすだけでずいぶんと助かるのだ．日本が財政的に厳しいのならば，ODAの資金と民間の資金をより効率的に混ぜて支援していけばよい．最近，一つの援助だけでなく，さまざまなコンポーネントを一体として，パッケージとして海外援助を行い，結果として途上国にも日本の民間企

業にも喜ばれるというものを推進している．プロジェクトの資金のファイナンスとして民間銀行とJBIC（国際協力銀行），JICAの円借款などを戦略的に使って発電所，電車，新幹線などの売込みを官民あげて支援している．

　世界のインフラ投資は2000年から2010年の10年間でだいたい年100兆円くらいだが，2010年から2020年には150兆円になるだろうとの試算がある．これをすべてODA資金だけでまかなうことはできない．だからできるだけ民間資金も組み合わせて使うことが現実的であり，重要であるのだ．

　さらに中国の政策金融機関は2009年度には約12兆円の新規融資をしたという．日本のJBICの融資規模はだいたい1兆5,000億円程度．圧倒的な違いがある．小泉構造改革当時政策金融機関の役割が終わり民間銀行に任せるべきだという議論となった．しかしリーマンショック後，民間金融機関だけではインフラ輸出の支援が十分でなく，またこうした中国などのライバルが政策金融を強力に活用していることから，日本もJBICの機能を拡充すべきとの議論となり2011年4月にJBICの法律が改正された．やはり貿易投資を拡大してゆかないとアジアでのプレゼンス（立場）は上がらず，将来アジアの成長の配当を受けることは難しい．中国はEUやアジアとのつながりをますます強化しようとしており，経済的には特に中国抜きではアジアは生きられないところまできている．

Q&A ── 講義後の質疑応答

Q　これまでの30年間の日本のアプローチが今後40年も通じるのか．私は，必ずしも圧倒的な財力がないとアジアの中でがんに対して役割を果たせないわけではないと考えている．こう考えれば日本は1980年代の経済パワーのように，高齢化，がんについて圧倒的な先進国であり，がんに対しての予防，早期発見，治療，終末医療について懸命に取り組んでいる．これは20年後，30年後のアジアが同じような道をたどるものと思われる．したがって，交渉事で人を説得するというアプローチとはまったく違う形でアプローチすることが可能ではないのか．

第Ⅱ部　今，日本ができることとは

A　エイズに対して10年ぐらい前から思っていることがある．直接の援助ということを含めて日本はいつかこういう経済力がなくなるだろうと．フランスは直接援助をするわけではなくても，汗をかいてコンセンサスをつくり，相手国から非常に感謝されている．途上国の債務リストラに関する「パリクラブ」を主宰し主導している．このような方法が日本にもあるのではないかと．特にアジアとはこれまで大きく関わってきただけに，援助のコーディネーションをすることはチャンスがあるだろう．経済協力以外の部分でお互いの知識や経験を共有するOECDのモデルも参考になるのではないか．

第 III 部
新規医薬品開発の未来

　グローバル化する世界経済の中，医薬品開発を巡る状況は，各国の国益のせめぎあいの中にある．特に，抗がん剤の市場は急激に拡大しており，製薬企業の医薬品開発は激化している．治療法の決定は，医療制度をはじめとする国家や地域に存在する事情に依拠するため，アジア各国における規制の課題は今後複雑な問題となるだろう．また，生命科学の進歩により多量の情報を系統的に扱うサイエンスの基盤が整備され，分子標的薬や抗体薬品などの新規薬剤開発が進んでいるが，副作用や効果がアジアの人種に特有のプロファイルを示すものが少なくない．EBM（根拠に基づいた医療）の概念が定着し，アジアでのがん治療においても，治療ガイドラインが多く出版され利用されているものの，引用されている文献の多くが欧米での臨床試験結果であり，必ずしもアジアに適応されるものではない．アジアにおける罹患率・死亡率を時間的，地域別にとらえ，各臓器がんで疫学データと臨床データをていねいに比較検討していく体制を整える端緒についた今，国際共同治験におけるアジアのあり方が問われている．

第9講 アジアでの抗がん剤開発をめぐる状況と製薬企業のあり方

岩崎　甫（山梨大学大学院医学工学総合研究部臨床研究開発学講座特任教授）

　日本はアジア地域では唯一創薬の実績を有する国であり，他のアジア諸国では，以前は欧米で承認された医薬品を自国のデータを求めることなく認可してきていた．しかし，近年になりアジア諸国においても自国の臨床データが承認には必要との認識が高まり，韓国や中国では国策として医薬品の開発を推進する体制を講じてきている．また，一方で，医薬品市場の観点からも世界の大手製薬会社がアジア地域に注目してマーケティングの戦略を練ってきている．これは欧米諸国では医療が成熟しており，大きな市場の伸びは望めない状況によることが大きい．

　医薬品開発では昨今はグローバル試験が主流となっており，試験のスピードやコストが重要な要素となっている．この中でアジアは重要な位置を占めており，抗がん剤の開発においては地域的な要因も考慮に入れた適切な対応が求められている．

　本講義では，日本も含めてアジアにおける抗がん剤開発の現況に触れ，がん対策の企業側からの関わりについて述べる．

臨床試験の実際

　医薬品の開発は候補品の同定から始まる長い過程である．候補品の探索からリード化合物が同定されるが，この段階では実際に臨床の現場に届く薬剤になるかどうかはわからない．創薬は地道な合成作業から始まるが，最近で

はコンピュータを用いて化学構造を決定する事例も多い．また，その一方で現在でも熱帯地区などにおいて生薬を探し出す作業も続いている．

　次の段階では，リード化合物を薬としての「候補品」とする過程に移る．がんの薬に限らず，糖尿病や高血圧の薬でも，基礎の段階での研究には多くの時間が必要となる．基礎検討により医薬品としての効果が期待できることが推測されると，次は動物実験などを通して，非臨床段階における有効性と安全性を確認する段階となる．

　非臨床試験において有効性と安全性が調べられ，医薬品としての可能性が高いと判断されると，臨床開発の段階に進む．初めてヒトに投与して安全性と体内動態を調べる試験は第1相試験，またはFIH (First in Human) 試験と呼ばれ，ここでは治験薬を少量から投与して安全性を確認しながら投与量を増やしていく．この臨床開発の段階では創薬時の1万ほどの薬剤候補に対して数個の割合まで少なくなっており，医薬品開発は依然としてその確率は低い．通常の治験薬の場合では，このFIH，または第1相試験は，健常な成人男性の方々にお願いすることが一般的である．最近は女性の被験者もみられるが，妊娠の可能性を慎重に考慮する必要がある．

　医薬品はすべて有効性と安全性とのバランスで成り立っている．医薬品の開発とは，このバランスが取れている化合物を見出す過程と言えるが，対象とする疾患によって当然そのバランスは異なる．花粉症のように致命的でない疾患に対する薬剤の開発では，軽度ではあっても頭痛や立ち眩みなどが副作用として頻発するのであれば，薬剤の価値は疑わしい．しかし，がんなど疾患の重症度が高い場合においては有効性との比較において頭痛や立ち眩みなどの副作用の意味が判断される．抗がん剤においては，治療効果を示すことが最も重要であり，通常の薬剤とは異なる安全性の評価が必要となる．抗がん剤のFIH試験では毒性が強いために健常な方々ではなく患者さんにお願いして試験を実施する．いかに副作用をコントロールして，効果の期待できる用量まで上げていくか，その上で有効性と安全性のバランスをみることが重要な事項となる．

　FIH試験によって，その薬剤の基本的な安全性が確認されると，次はPOC (Proof of Concept)，すなわち開発のコンセプトと合致する効果を確認

する段階となる．抗がん剤の開発においては，FIH試験とPOC試験は重なる部分が多く，安全性を確認しながら投与量を増量していき，これ以上は安全性の面から投与できない量（MTD，最大耐量）まで達する過程において治療効果が示されるか否かを調べることが多い．通常は，MTDより一段階低い投与量が推奨用量（RD）として決められる．

このPOC試験によって医薬品としての基本的な可能性が確かめられると，次には医薬品としての価値を検証する段階となる．この段階では，対象となる薬剤と比較して統計学的に意味のある結果を示す必要があるため，試験のサイズは大きなものとなり多くの患者さんの参加する臨床試験が必要となる．製薬企業としては大きな投資となるため多くの情報を得て，試験の実施が慎重に決定される．

プラセボ効果をご存知だろうか．医薬品としての活性を持たない化合物であっても，時として治療効果を示すことがあり，これをプラセボ（偽薬）効果と呼んでいる．特に，効果を判定する客観的な指標に乏しい精神疾患の治療薬では無視できないことが多い．したがって，臨床試験で試される薬剤の効果を正確に判定するためにはプラセボ効果を避けるための工夫を施す必要がある．通常は開発される薬剤とプラセボなど比較される薬剤とが外面からは区別ができないように加工した上で，投与する医師にも，また服用する患者さんにも，どちらが投与されるか判別できない仕組みを講じて試験は実施される．このような状況で行われる試験は無作為化を施した二重盲検試験（DBRCT）と呼ばれ，現時点では最も信頼性の高い試験として認識されている．試験のサイズは，薬剤の有効性の程度によって統計学的に計算され決定されるが，数百人規模から多いものでは数千から1万人以上の患者さんの協力が必要となることがある．

このように精度を高くして，科学的な質の高い臨床試験の企画・実施には医師だけではなく，多くの部門の関与が必要となる．また，日本の場合では医療施設からの試験への患者さんの組み入れ数は限られているために，試験に必要な患者数を確保するためには多くの医療施設の協力が必要となり，コストがかかる状況がある．基本的な試験費用も日本は諸外国に比較すると高い場合が多く，他のアジア諸国での試験の費用との差は大きい．ただ，最近

では日本での患者さんの試験への参加も良好であり日本の試験の質の高さもあることから日本の評価は高く，抗がん剤の試験も含めて一般的に世界同時開発が標準となっている現在の医薬品開発において日本の価値は大きいものがある．

　新規な医薬品はこのような過程を経て臨床的な有効性と安全性を示して，各地域の規制当局に医薬品としての承認申請を行うこととなる．近年では統計学的な有意差をプラセボ，あるいは標準薬に対して示すだけではなく，その差異の臨床的な価値を示すことが規制当局から求められることが多い．安全性も一般的な安全性のみならず，心毒性や肝毒性，また短期のみならず長期の安全性を示すことが必要となる事例も少なくない．このような状況から検証試験はそのほとんどが大規模試験となり，多くの国々が参加する国際共同試験が普遍的な方法となっている．

抗がん剤の開発──評価の方法とグローバル試験の必要性

　抗がん剤の有効性の指標として，腫瘍縮小率が使われている．治療開始時に腫瘍の径を測定し，試験計画書に定められた治療期間のある時点で再び計測して腫瘍が完全に消失していれば Complete Response（CR），半分以上の縮小がみられたら Partial Response（PR）の状態に入ったと判定し，その状態が4週間以上持続すれば，CR，PR とそれぞれ判定される．これらの効果を示した患者の治療を受けた患者全体に対する割合を奏効率として，評価の基準に用いている．奏効率が30％以上を示せば1級の抗がん剤として認識される．

　ただ，この腫瘍縮小率は生命予後との相関が乏しいことも指摘されてきて，現在では治療を受けた患者さんの生存期間が抗がん剤の効果を最終的に判定する標準的な方法となっている．通常，検証試験において全生存期間（OS: Overall Survival）がそれまでの治療より統計学的に有意に伸びていることを示すことが承認のための条件とされている．

　最近の分子生物学の進展により，がんの発生メカニズムが徐々に判明してきている．この知見に基づいて，がんの発生や進展に関与する遺伝子やまた

それにより生成されるタンパク質をターゲットとした分子標的薬が多く創薬されるようになってきた．ここでは，効果発現のメカニズムが薬効の基本であるので，同じ種類のがんであっても，治療目標とする遺伝子やタンパク質の発現の有無が問われる．その結果，治療対象者は自然と限られることとなり，臨床試験において効果を実証するために必要とされる患者数を確保するためには多くの施設や国々の参加が求められ，このような理由からも国際共同試験が検証試験の一般的な方法となっている．

アジアの地域的・民族的特徴の把握の必要性

がんの種類など疾患の発生頻度に地域的な差異がみられることは以前から知られている．アジア地域に多いがんとして，胃がんや肝がんが挙げられる．肝がんはB型肝炎やC型肝炎がその発生母地であり，このウィルス性肝炎はアジア地区に多い疾患である．その逆に皮膚の悪性腫瘍である悪性黒色腫は欧米に多く，日本では少ない．がん以外でも，ベーチェット病はシルクロード病と言われているように，シルクロードに沿った地域に多く，欧米ではあまりみかけない．このように，疾患の頻度には地域差があることから薬剤の開発の必要性も地域により異なる．

薬物の反応性においても，いくつかの例で有効性および安全性に地域的な差異が認められている．遺伝子の変異やタンパク質の発現の個人差が地域差として表れているためと考えられ，試験の企画や実施の際に留意する必要がある．

「イレッサ」は分子標的薬として日本で使われるようになった最初の抗がん剤である．非小細胞肺がんに良好な効果を示す抗がん剤として日本の臨床の場に世界に先駆けて提供された．しかし認可された後に，予想以上に多くの患者さんに使われて，間質性肺炎による致死的な副作用が発生して社会問題になった．

この状況を受け，「イレッサ」による肺炎（間質性肺炎）の原因を解明するために大規模な調査が実施された．この調査では間質性肺炎を引き起こす要因までは解明できなかったが，有効性の面でEGFR（上皮成長因子受容体）

の遺伝子の変異が効果発現に関連することが示され，なおかつ，EGFR が変異した遺伝子を有する患者は欧米に比較するとアジア地域に多いことが判明した．この結果に基づいて，欧米も含むグローバルな試験で明確な治療効果が示せなかった「イレッサ」において，日本を含むアジア 8 カ国で非小細胞肺がんを対象として臨床試験を施行した．その結果，試験全体としてイレッサの有効性が示され，特に EGFR 変異を有する患者群では標準的な治療法に比して明らかに有意な有効性が示された．この例のように薬剤の効果の出現には時として地域的な差があることが示され，アジア地域における抗がん剤の開発では欧米との地域差の有無を検討することの重要性が注目されるようになった．

また，安全性においても地域差が観察される事例があり注意が必要である．「スニチニブ」は腎細胞がんを適応とする分子標的薬であるが，この薬剤は国際共同試験への参加ではなく，欧米が先行した後に日本での小規模試験を行って承認された薬剤である．この例では，日本での試験実施時には欧米で先行された臨床試験によって安全性については状況が知られていた．しかし日本で試験を行った結果，欧米での試験よりは高頻度に白血球減少や血小板減少などの血液毒性が出現した．日本と欧米での副作用の扱いに多少の差はあるため，その結果の解釈には注意が必要であるが，そのような解釈上の差異を考慮に入れても，日本人患者での試験における白血球や血小板に対する副作用の頻度は高く，安全性でも地域差がありうることを示す例となった．この例は，欧米のデータをそのまま鵜呑みにすることの危うさを示しており，自国の臨床データの重要性を示していると言える．

新規の医薬品の開発に当たっては，当該地域の特徴をふまえた開発を行うことが求められており，この意味からは，日本と共通する民族的要因を有すると思われる中国や韓国など，東アジアの国々の共同試験の持つ意味は小さくない．この東アジア地域では遺伝子環境が類似していると推測されることと，「チョップスティック・カントリー」（箸を使う国）と呼ばれるように社会的な環境面での類似性も認められ，共同して臨床試験を行う良い環境にあると言える．国際共同試験に基づく医薬品の開発が増加しているが，企業としては地域差，民族差も考慮に入れて，地域に合った薬剤を開発することが

求められている．

　ただ，この東アジア地域においてもそれぞれの国々を同一と単純にはみなすことが難しいことを示唆している報告もみられる．スティーブンス・ジョンソン・シンドローム（SJS）や中毒性表皮壊死症（TEN）などの重症薬疹は，薬の副作用として重篤な皮膚障害であり，抗てんかん薬などで稀ではあるが出現することが知られている．この重症薬疹の発生に関連の高い遺伝子の調査では興味深い結果が示されている．抗てんかん薬の一種であるカルマバゼピンによる SJS の調査によれば，HLA（ヒト白血球型抗原）の B*1502 を有する患者において発症者が多いことがわかった．この対立遺伝子は中国の，特に漢民族に多い傾向があり，一方，日本人患者の場合では，HLA-A*3101 を有する患者に発症者が多いという結果が示された．この結果は，ヨーロッパでの結果と近似しており，地域差の研究は単純ではないことを示している．地域差はある特徴を有する個体がその地域に多く集合していることから出現することを考えれば，地域差，民族差は個体差によるものとなると思われる．薬剤の遺伝子の差異による反応性の違いを検討する Pharmacogenomics（PGX）の研究の推進が必要であろう．

国際共同治験での課題

　がん細胞の増殖のメカニズムの一つとしてがん細胞に栄養を与える腫瘍血管の増生がある．この血管増生因子をブロックして，がんに対して兵糧攻めを行う分子標的薬も開発されている．この薬剤の効果は大腸がんにおいて証明され，殺細胞性の抗がん剤に追加して用いることにより，より良好な生存期間の延長が得られている．この薬剤「アバスティン」の胃がんに対する効果を検証するアバガスト（AVAGAST）試験が OS を主要評価項目として国際共同試験によって 2007 年から 2008 年にかけてアジア，ヨーロッパ，アメリカ 17 カ国で実施された．地域別に結果をみてみると，アメリカでは OS が 6.8 カ月から 11.5 カ月と，約 5 カ月延長され良好な結果を示している．ヨーロッパではアメリカよりは短いが 2.5 カ月の延長が示された．欧米と比較するとアジア地域では，プラセボ群でも 12.1 カ月という良い結果が示さ

れ，そのためアバスティンの上乗せ効果は1.8カ月に過ぎず，この結果が影響して試験全体でのプラセボ群に対するOSの有意な延長は示すことができなかった．このアジア地域での結果は日本の結果が大きく作用しており，日本での胃がんに対する良好なマネジメントが全体として薬剤の効果を薄めたとされる．

　一般的に抗がん剤の試験では，腫瘍の増大が観察された時点で薬剤の効果は無効と判断され，治験は中止され，通常の標準的な治療が施される．日本の場合では，国民皆保険制度があるため治験薬の投与が中止されても他剤を駆使して患者の管理がなされ，治験薬使用時との差異が出にくいことが指摘されている．一方で，他の地域では治験が終了した後の管理では，使用できる薬剤が限られ，治験期間との間に治療効果に差が出やすい傾向がある．このように，地域による薬剤の効果の相違は，先述した患者個人の遺伝子環境に基づく差異だけでなく，医療環境などの社会的な条件が影響することがある．この違いを起こす要因は，遺伝子環境など個人的な内的因子に対して，外的因子と呼ばれており，医薬品の開発の際に無視できない影響を与える場合がある．遺伝子環境など内的因子の差異がある場合には，個人差に基づく差異のため，試験に適した個人を試験に組み入れることにより的確な結果を得ることが可能であるが，医療環境などの外的因子に差異がある場合にはその対策は容易ではない．その地域に必要とされる医薬品を開発するためには，この地域的なさまざまな要因を十分考慮に入れて開発すべきであり，国際共同試験だけではなく地域の特徴をふまえたローカル試験の実施も状況によっては検討する価値があることを示している．

　これまで，世界的な製薬企業の本社の多くは欧米に存在していることから，医薬品開発は主として欧米の状況を念頭に置いて企画・実施されてきた．近年のように，医薬品の承認時期に時間差をつくらない世界同時開発が国際共同試験によって行われると，試験に参加する各々の地域の状況まで考慮された開発は実際的には難しく，時として地域にとって適格性が少ない開発が行われてきた．これからは，アメリカ，ヨーロッパに加えて，日本を含めたアジア地域を医薬品開発の第三のセンターとして構築して，それぞれの地域の状況をふまえて，世界の患者さんに望まれる薬を届けるべきであろう．この

際には，日本はこれまでの医薬品開発の経験と知識を活かして枢要な役割を果たすことが求められる．日本で期待される候補医薬品が創薬されても，開発の主体は欧米でなされる事例も少なくない．日本の世界に対する貢献度を高めていく工夫が必要とされている．

アジアでの抗がん剤へのアクセスにおける企業の役割──開発，そして……

日本では医師の処方する医薬品は厚生労働省から承認されればほとんどの場合保険制度の下で使用することができる．しかしながら，諸外国では医薬品の承認と保険への収載は，それぞれ別個に審議されることが多い．医療保険への収載に際しては，医療経済学的な評価も加わって，時として承認時よりも厳しい審査がなされることとなる．抗がん剤の分野では，分子標的薬が一般的に薬価も高いことからコストパフォーマンスを当局から厳しく評価され保険に収載されない例が多く認められる．イギリスを例にとると，NICE（英国国立医療技術評価機構）によって評価がなされ，保険収載の適否が判定される．ここではほとんどの分子標的薬は保険適応から外されている．韓国でも同様な状況であり，多くの新しい抗がん剤は国民保険ではカバーされていない．アメリカの場合では，FDA（食品医薬品局）からの承認とは別に民間保険会社によって保険でカバーする薬剤が定められるため，保険会社のリストに記載されるかどうかに関心が集まる．一般的に分子標的薬の薬価は高く，皆保険制度の下で保険財政に与える影響は少なくない．日本の保険医療体制を維持するためにも医療経済学的からの議論がなされる必要性は高い．

新しいメカニズムを有する分子標的薬は確実にがんの治療効果を高めることに貢献している．一方で，高薬価のためにこれらの薬剤へのアクセスが困難となっている状況は，発展途上国において重大な社会問題となってきている．中所得国，さらには低所得国に対しては，企業の社会的な役割から適切な対応が求められている．先年，鳥インフルエンザの流行が懸念されたときに，パンデミック・ワクチンの製造に必要な抗原がインドネシアやベトナムから提供されたにもかかわらず，製造されたワクチンが欧米諸国で消費されてしまい，抗原提供国への供給が十分になされず，企業は社会的な批判を浴

びた．アジアやアフリカの国々への抗がん剤の提供も同様な側面を持っている．現在の新規なメカニズムを有する抗がん剤の開発は，アジア地域の患者さんの多大な協力を得て進んでいることを考慮すると，承認となった後でそれらの地域の患者さんにも使用できるような仕組みを構築することが必要である．このような社会の仕組みをつくることに企業の協力が必要で，地域による格差をなくすためにも企業からの取り組みが求められている．

Q&A ── 講義後の質疑応答

Q 分子標的薬など治療が細分化しているが，地域の病院の医者は，薬の最新情報に追いついていけるのか．

A 正確な情報による正確な理解の下での薬物の使用は治療の大原則であるが，正確な情報をタイムリーに漏れなく伝達することはなかなか難しい．分子標的薬では，治療法だけでなく診断法とも一緒に考えなければいけない．的確な診断の方法も含めて，適正な治療のための，できるだけ広い地域への適切な情報の伝達や共有化に努める必要がある．

Q 「イレッサ」の話もあったが，薬を早く使いたい人と安全に使いたい人がいる．薬の規制をどのようにすれば両者を満足させうるのか．

A 薬剤や治療法など，医療はまだまだ完全なものではないことを患者さんに正確に理解してもらう必要がある．日本では最近ゼロリスクを求める傾向が強い．「イレッサ」の場合は最高裁で判決は逆転したが，開発段階で間質性肺炎の発生率をどこまで予測できただろうか．治験は限られた患者数で行われる試験であり，そこから得られる情報には限界がある．以前は欧米で承認された薬剤が日本へ遅れて入ってくることが多く，日本で使用できる段階では薬剤に関連する情報量も多く得られており，薬剤の臨床現場での使用において大きな問題は起きることはあまりなかった．しかし，この状態はすでに欧米では広く使われている薬が日本では承認されていないことを示しており，ドラッグ・ラグ（薬が使用できるまでの時間差）の大きな原因となっていた．国際共同開発はドラッグ・ラグを解消する方法であるが，医薬品開発段階での副作用を含めたリス

クを日本の患者さんも負うということである．世界で初めて経験する副作用が日本で発生する可能性があるということを理解して，新規な医療や薬剤の世界同時開発にはこのようなリスクを世界の患者さんと共有するという理解が医師には必要で，そのことを治験に参加する患者さんに十分に説明して，正しい理解を得ることが重要と思う．

　新薬が承認される段階では，まだ仮免許の状態であると言える．「くすり」は，承認され，臨床の現場で広く患者さんに使ってもらい，医師も使い方に馴れ，より詳しく安全性も把握され，薬剤の位置づけが理解されて本当の免許が得られるものと思う．

　国際共同試験による医薬品開発では，以前に比べて治験に参加する日本人の患者さんの数が少なくなってきており，安全性の把握は難しくなってきている．安全性の問題に関しては，患者さんとその評価や対策について建設的な方向で議論する仕組みがあってもいいと思う．

第10講　アジアにおける製薬企業の抗がん剤開発

野木森雅郁（アステラス製薬株式会社代表取締役会長）

新薬にこだわる

　アステラス製薬は，東京を拠点にする山之内製薬と大阪の藤沢薬品工業が合併してできた会社で，会社そのものが2005年4月に誕生したばかりである．2006年からがん領域の取組みを本格的に始めた．山之内製薬は泌尿器領域，低分子化合物の合成技術に強く，藤沢薬品は移植や感染症の領域，発酵技術に強かった．販売網としては，山之内製薬はヨーロッパに強く，藤沢薬品はアメリカに強いという特色を持っていた．2011年3月末時点で資本金は1,030億円，従業員は約16,300人で，日本に8,000人，海外に8,000人ほどいる．本講義は，「がんに取り組む」というテーマでの講義だが，実際のところ，日本の製薬企業は，アジアでのがんへの取り組みはまだまだ遅れていて，今後欧米の製薬企業に追いついていく必要があると思っている．

　医薬品は，医師が処方する医療用医薬品，患者さんが薬局で直接購入できるOTC医薬品（Over The Counter，一般用医薬品，大衆薬）の2つにわかれる．医師が処方する医療用医薬品でも，パテント（特許）に守られた新薬，パテントが切れたジェネリック（後発医薬品）という分け方ができる．アステラス製薬は医療用医薬品でも新薬にこだわっており，OTC医薬品および国内ではジェネリックも製造販売していない．そして，現在，新薬の売り上げのほとんどが，がん以外に使われる薬である．

　医薬品の場合，研究開発に非常に時間がかかると同時にリスクが高い．今，

日本の製薬業界の状況としては，20,000の合成薬ができたとすると，そのうち製品になるのは1つと，非常に確率が低い．なかなか計画通りに新しい製品を生みだすことはできないのである．

　研究については，最初に，研究領域を選ぶ．領域を選ぶ観点は，まず，アンメットメディカルニーズ（いまだ有効な治療方法がない医療ニーズ）がどういう領域に残っているのかという点である．まだまだ市場として伸びる余地があるのか，新薬開発の余地があるのかを考える．そして，どういう競争相手がいるのか，どのような領域に私たちの会社は強いのかを考える．これは営業でも言える話であるが，それを分析する．

　そして私たちの目的とするターゲット領域を決める．現在，5つの領域を選んでおり，1つは泌尿器，2つめが移植を主体とした免疫，これには感染症も加わる．3つめはがん．4つめに精神・神経疾患，特にアルツハイマー．5つめに糖尿病による合併症である．1と2が，私たちが現在，世界的にリーディングポジションをとっている領域，残りの3つが将来のグローバル・カテゴリー・リーダーとなることを目標として進めている領域である．

　営業の面からアジアをみると，アジアの医療市場については大きな期待がされており，今後伸びる可能性が高いと考えるのは中国，インド，インドネシアである．各国とも経済情勢がいい．中国は特にGDPが2010年まで順調に伸びており，人口もさらに増えるだろう．医療もまだまだ発展途上段階であり，新しい薬剤が必要とされている．

　アステラス製薬のアジア進出は，1963年に台湾に販売会社を設立したのを皮切りに，その後中国，韓国，フィリピン，タイ，インドネシア，インドなど合計9カ国での自販体制を構築している（2011年3月時点）．

　その一方，先進国ではすでにすべての国で医療費の抑制が図られている．国家財政が悪くなっているためである．中国も経済が伸びているにもかかわらず，先進国の動きをみて医療費の支出をすでに政府は引き下げている．

アジアとがん：中国の場合

　アジアにおけるがん事情を，中国に焦点を絞ってみていこう．

中国ではジェネリックの割合が大半を占めている．では，中国においてがんはどのように位置づけられているのだろうか．上海の『東方日報』（2011年4月16日付）によると，上海市民のがんの罹患率は1.56％であり，100人に1人以上の割合でがん患者がいるという計算になる．日本は0.3％と言われているので，中国は約5倍の発生率となる．5年生存率は35.5％．先進国では50％以上と言われているので，約15％の違いがあるが，この数字は今後上昇することが予想される．

　がんの中では消化器官系のがんが注目されている．胃がん，肝臓がん患者は昔から多いが，最近では肺がん・大腸がん・乳がん患者が増えてきている．これは食生活の西欧化によるのではないかと思われる．

　病院は3級病院，2級病院，1級病院と，大きく3つにわけられる．3級病院は規模が大きく，日本でいうと大きな大学病院，たとえば東京大学病院規模になる．日本の場合，大きな病院でもベッド数は1,000床以上であるが，中国の場合は，4,000床ある病院もある．日本より大規模で近代的な傾向がみられる．

　実際の医薬品の使用状況をみると，3級病院が市場シェアで65％を占めているが，施設数は全体の0.4％程度．内訳は，漢方薬が20％，国産の西洋薬が45％で，それ以外の新薬は35％程度ぐらいしか使われていない．

　次に患者であるが，男性の場合，肺がん，肝臓がん，胃がん，大腸がんの順に数が多い．ちなみにアメリカでのがん発症率は，肺がん，大腸がん，膀胱がん，そして前立腺がんや泌尿器のがんが比較的多い．一方女性の場合，乳がん，肺がん，胃がん，大腸がんの数が多く，乳がん患者の発生率は中国でも増えてきている．

　抗がん剤の市場成長率は，2006年から2009年までみると，ドル換算で12％，元だと20％以上伸びている．世界中どの地域でも抗がん剤の市場は伸びているが，その中でも中国での伸びは大きい．その中国であるが，抗がん剤の売り上げトップ15のほとんどが安価な化学療法剤．パクリタキセルやオキサリプラチンなど，アメリカでつくられた，どちらかと言えば古いタイプの薬である．中国では高額の薬がまだ使用されていない．

　一方アメリカの場合は，分子標的薬（標的となるがん細胞の特定分子に結合

して効果を発揮する治療薬）が主流である．両国の違いは開発の歴史の違いであろう．分子標的薬は，日本でも毎年何百万円もかかるくらい高額である．ただし，日本の場合は国民健康保険制度が整備されており，毎月の保険支払額は所得などによってそれぞれ異なるが，窓口負担が3割程度，医療費の支払額は6万円や8万円などを上限に免除される．

メインプレイヤーとなっている企業は，中国でもアメリカでもRoche社である．その一方で，中国でも2007年頃からグローバル企業が独自の研究をするようになっている．まずは中国で優秀な新卒者をリクルートする．中国市場が今後伸びることから布石を打っているのだ．GSK（グラクソ・スミスクライン社）のように，日本の研究所の活動を休止して，アジアにおける研究拠点を中国に移してしまったという事例もある．

アメリカではがんの患者数も多く，市場も大きい．一方中国では，発症者数は多いが，がんの薬の売り上げが非常に少ない．しかし，アメリカよりも人口は多い．これをグローバル企業は当然理解しており，中国を今後の有望市場と考えている．

ここで今後影響を与える要因がある．中国では，政府が国民皆保険をめざして医療制度改革を続けている．現在は大都市部をカバーする医療保険，農村部をカバーする医療保険に分かれているが，国民全体を保険に取り込んでいこうとしている．

その一方で，医療費高騰を抑制するために，すでにある新薬の薬価を下げる方向にある．ジェネリックの使用も意図的に促進されるようになるのではないだろうか．

抗がん剤の開発状況

次に，抗がん剤の使用についてだが，2017年までの年間成長率を予想すると，アメリカは4％，ヨーロッパは5％，日本が8％，そして中国が23％ぐらいではないかと考える．したがって，中国はけっして無視できない大きな市場である．

これに対してアステラス製薬は3つめの柱であるがんに集中投資をしてい

きたいと考えている．アステラス製薬は 2006 年にがん領域を重点領域に設定した．他社に比べるとずいぶん遅い参入である．

　最初に行ったことは，自社の研究体制の整備である．茨城県つくば市の研究所に独自の研究体制を整え，他社からも技術を導入した．2007 年 3 月にはドイツの Morphosys 社からファージ抗体ライブラリーの技術を取り入れた．そして同時期にアメリカの Regeneron 社と提携を行った．同社は人型の抗体を効率よくつくるマウス，V マウスを持っており，その技術を導入した．これでもまだ不十分なため，2007 年 12 月に，傑出した抗体作成能力を持っており新しいがんの標的分子の開発に長けている，アメリカの Agensys 社を買収した．この買収によって，Agensys 社の抗体に Seattle Genetics 社の ADC 技術という抗体と毒素を結びつける技術も手中にした．がん細胞の中に効率的に毒素を運び込み，がん細胞を死なせる，という治療方法を開発していこうというねらいである．

　次に開発・販売に関する導入活動として，アメリカの Medivation 社から前立腺がんをターゲットとした MDV3100 という開発品に関する全世界での開発と販売の権利を取得し，2009 年 12 月には Ambit 社から AC220 という急性骨髄性白血病の開発品を全世界で共同開発・商業化の権利も取得した．さらには，2011 年 2 月にアメリカの AVEO 社から Tivozanib という腎細胞がんなど複数のがんをターゲットとした開発品の，日本を含むアジア，そして中東を除く全世界での開発と販売の権利を取得した．

　研究開発の次は販売である．アメリカでの販売拠点を持つために，2010 年にニューヨーク州に本社を置く OSI 社というがんの低分子薬を開発している会社を買収した．

　アステラス製薬のがんに関する現在の開発パイプライン数は，全部で 15 ほどである（2011 年 7 月時点）．がん市場参入から 4 年目にしてはかなりたくさんの製品をパイプラインに入れていると思う．日・米での販売体制は整ってきており，ヨーロッパではすでに発売している Eligard（前立腺がん治療薬）から Tivozanib という腎細胞がん治療薬へ拡大し，早期にがん領域をグローバル・カテゴリー・リーダー領域として確立したい．

　これを別の分け方をすると，表 10.1 のようになる．縦軸にがん種，横軸

第10講　アジアにおける製薬企業の抗がん剤開発

表10.1　がん種からみたパイプライン（2011年7月時点）．泌尿器関連のがんの開発候補品が多い．

がん種	上市	申請中	フェーズ3	フェーズ2	フェーズ1	
前立腺がん	Eligard	Degarelix	MDV3100		ASG-5ME ASP9521 ASP1707 AGS1C4D4	泌尿器 関連がん
腎臓がん			Tivozanib		AGS-16M8F OSI-027	
肺がん	Tarceva		Tarceva （アジュバント） Tivozanib	OSI-906		
血液がん	Bendamustine			AC220 YM155		
その他のがん /がん種未定	Tarceva （膵臓がん）		OSI-906 （副腎皮質がん） Tivozanib （乳がん）	AGS1C4D4 （膵臓がん） YM155 （乳がん他） OSI-906 （肝細胞がん他） Tivozanib （大腸がん他）	ASG-5ME （膵臓がん） ASP3026 AGS-22M6E	

開発段階はアメリカのものを記載．

に開発段階をとっている．すでに上市しているもの，申請しているもの，臨床後期にあるものに分けている．

表10.2は，地域ごとにみた開発の状況である．ヨーロッパ，アメリカで最も開発が進んでいる．日本はその次で，アジアはまさにこれからである．

Tarcevaは OSI社が開発した薬であるが，OSI社買収によりアステラス製薬が所有する薬となった．この薬をヨーロッパで実際に売っているのは Roche社である．OSI社が Roche社をパートナーとして選び，アメリカでは Roche社の子会社である Genetech社とアステラスが共同販売している．日本では Roche社の系列ということで中外製薬が販売している．Tarcevaは全世界で1,000億円以上の売り上げがあり，それによって私たちはロイヤリティを得ている．

また，Tarcevaの売り上げの伸びのスピードは，他の分子標的薬に比べても浸透が早いと言われている．これは製品のよさを示しているのだろう．

表 10.2　地域別にみた開発段階（2011 年 7 月時点）．主要市場である欧米での上市が先行．

地域	上市	申請中	フェーズ 3	フェーズ 2	フェーズ 1
アメリカ	Tarceva Bendamustine		MDV3100 Tivozanib OSI-906	AGS1C4D4 AC220 YM155	ASG-5ME AGS-16M8F OSI-027 ASP3026
ヨーロッパ	Tarceva Bendamustine Eligard		MDV3100 Tivozanib	AGS1C4D4 AC220 YM155	ASP9521
日本	Tarceva Bendamustine	Degarelix			Tivozanib YM155 ASP1707 MDV3100
アジア	Tarceva	申請・開発計画中			

各地域で最も進んだ段階を記載．

ところで，Tarceva は，上皮成長因子受容体（EGFR）の働きを阻害する抗がん剤である．EGFR の活性化変異がある患者は，欧米人は 10% ぐらいであるのに対し，アジア人で 30% と多いことが知られている．アジアでの伸長が期待される．

アステラス製薬の今後の抗がん剤開発について，一部開発品に関してはまず欧米での有効性・安全性の確立が重要であり，それをベースにして日本とアジアに広げていきたいと思っている．アジアではできるだけ国をまとめた形で国際共同治験を進めていきたい．

今までのアジアでの新薬の承認取得は，主に日米欧で承認取得に使われた非臨床，臨床試験データを，その国の当局に申請し，承認や販売許可を得るという体制が中心であった．しかし，中国では最近それが厳しくなっており，中国国内で臨床試験をしないと新しい薬が承認されないということになった．中国では，海外データをまとめたものを政府に申請し，そこで認められて初めて臨床試験ができるようになる．この方法だと他のアジアの国々に比べどうしても一歩遅れがちになってしまう．

しかしながら，『薬事日報』（2010 年 9 月 24 日号）が報じているように，日本・中国・韓国の薬事当局担当者がすでに話を始め，各国の治験データの

相互利用を検討している．これを追い風に，アジアでの開発の遅れを取り戻そうと考えている．

Q&A —— 講義後の質疑応答

Q 日本の会社が社会にものを売るという場合，製薬会社が売るものは医療用医薬品である．医師が各国の社会が抱える因習をクリアしていかなければならないわけで，製薬会社にとっては各国の薬にまつわる文化を創成していく使命があると思う．薬をアジアに輸出する企業として文化的な貢献とはなんなのだろうか．それを日本の国益という立場で考えると，どのような意味をもたらすのか．

A 難しい質問だ．私たちにとっての一番の貢献とは，新しい薬をつくることによって，今まで治療できなかった患者さんが救われるということである．製品の安全性を確認するためにたくさんの臨床試験を行い，有効性と安全性を確認する．この開発の過程で，私たちは情報をつくっている．医師のためには，薬の適正な使い方の情報をつくり，それを医薬情報担当者（MR）が届ける．さらに，特にがんの治療薬は，先進国と新興国との格差も非常に大きい．先進国で認可されていてもそれを新興国に勝手に持っていくことはできない．その国で薬を使ってくれる医師がいるというインフラが整っていないと実際には持っていけないのだ．

　もっと広く言えば，患者さんへの対応がある．患者さんは薬さえもらえば良いというのではなく，その病気にならないような予防をどうすればよいのかということが重要である．学校での教育，啓発活動まで含めてやらなければならないと，新興国に対して私たちは申し上げている．総合的な支えを図ろうという活動であり，これも文化的な貢献の一つと言えよう．

Q どのようにアジアに進出していくつもりなのか．また，アジアではどのような人材を必要としており，アステラス製薬はアジアに対してどのような視点を持っているのか．

A 答えは簡単である．いまある薬より良い薬をつくる，あるいはまったく違った作用機序の薬をつくるということである．

中国では多くの製品を展開していきたいと思っている．北京，広州などの主要都市で広く展開していきたいので，MRの人数を増やしたいと思っている．今は，どこの会社でも人の奪い合いをしている．中国の場合はMRの定着率が低く，毎年約20％の人が辞めてしまう．MRになるためにはどのような素養が必要かというと，薬の素養が一定程度はやはり欲しい．しかし薬学部出身というわけではなく，会社に入ってから薬の勉強をするというやる気のある人であればよいと思う．

Q　厳しい質問だが，たとえば武田薬品の開発主体はアメリカにある．するとアメリカ人，欧米人にとっての薬ではないかということになる．日本ではほとんど治験が行われていない．アジアのがんを考えるとなれば，日本のがんを中心に考える必要があるわけだが，それをどのように考えるか．

A　今の状況をみれば，私たちは海外中心である．がんで言うと，アメリカのベンチャーが創出したものをそのまま海外で開発を引き継いでいる．日本については明らかに遅れがある．一方，循環器領域，たとえば糖尿病は日本が最も開発段階が進んでいるという状況もある．

Q　中国の病院に新薬を使用してもらおうとする場合，障壁となるのはコスト面が大きいのか．また中国での特許の問題は．

A　中国でいうと，今後さらに保険制度が発展していくだろうが，保険が適用される薬は限られている．この点，日本の保険制度は異なり，誰にでも最先端の薬が使える．

　今後中国で，保険適用の拡大，経済の発展により高価ながん治療薬を国民に届けることが可能となる環境が整うと期待している．

　特許の問題でいうと，どうしても一部の新興国には問題がある．中国では伝統薬や漢方薬など古来のものがあり，ジェネリックも普及している．中国よりもだいぶ遅れているのがインドで，2005年から特許制度が始まったばかり．それ以前に研究開発したものは，現地の会社が勝手につくって売り出している．特許を得ることで今売っている製品から利益を出し，そのお金が次の薬の開発をするための源泉になっているので，会社が保有する知的財産権を守ってもらえないと今後新しい薬をつくることができなくなる．

第11講　アジア諸国におけるオンコロジー
―― 臨床開発における課題とチャンス

パスカル・リゴディ（サノフィ株式会社執行役員ジャパン＆パシフィックリージョンオンコロジー統括）

　私の任務の一つは，日本でのサノフィの研究を推進することであり，日本とアジアにおける業務経験は約18カ月になる．サノフィは，グローバルに多角的事業を展開するヘルスケアリーダーとして，医療ニーズにフォーカスしたソリューションの創出・研究開発・販売を行っている．ここでは，アジアにおける，(1) がんの重要性と疫学，(2) 事業背景，(3) アジア諸国間の主要な相違を含む規制状況，(4) アジアにおける開発戦略，(5) 事例と事例研究，および，(6) 教訓と提言，に言及する．世界中でがん患者数が増加していることは周知のことである．世界保健機関（WHO）の最近の報告によれば，毎年世界中で少なくとも1,260万人ががんと診断され，750万人ががんで死亡している．男性では，4種の一般的ながんである肺がん，肝がん，胃がん，および大腸がんが死亡者数の45％を占める．女性では，乳がんが最も多い．

　日本は高齢化が進んでおり，また欧米諸国と比較して心疾患や循環器疾患が少ないため，がんが死因の第1位となっている．

　アジアと欧米諸国では発生するがんの種類が異なること，またその地域差を理解することが重要である．さまざまながんの発生率は地域によって異なる．アジアでは，胃がんと肝臓がんの頻度が最も高い．ヨーロッパ諸国では，メラノーマ（黒色腫），乳がん，前立腺がん，および白血病の頻度が高い．食事の変化などの要因によって影響を受け，アジアでの大腸がん，乳がん，および前立腺がんの罹患率が上昇しており，発生頻度の高いがんの「欧米

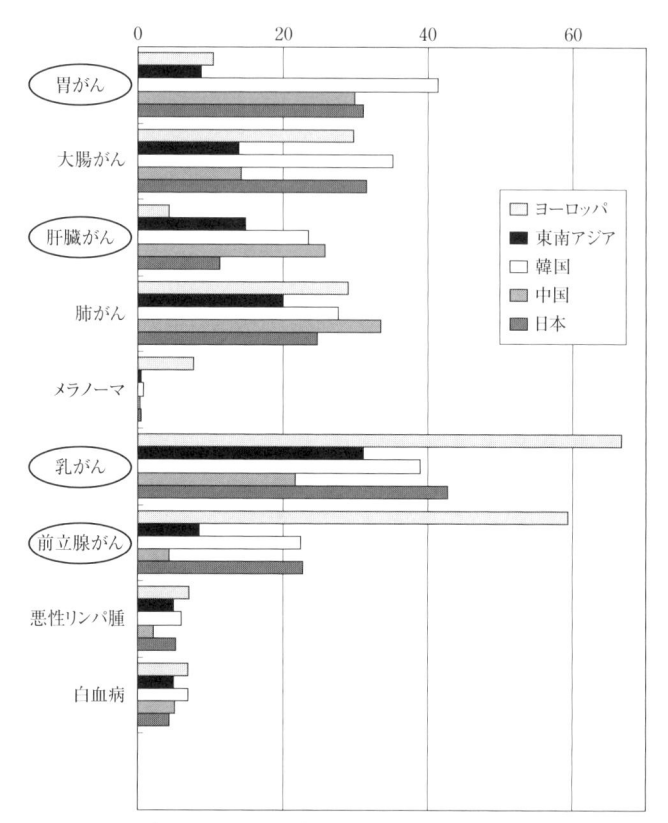

第Ⅲ部　新規医薬品開発の未来

図 11.1　アジアとヨーロッパ諸国で発生するがんの種類（Ferlay, J. *et al*., GLOBOCAN 2008 v2.0, Cancer Incidence and Mortality Worldwide: IARC CancerBase No. 10 [Internet]）.

化」がみられる（図 11.1）．

　日本や中国を含むアジア太平洋地域では，肝細胞がん，胃がん，頭頸部がん，非小細胞肺がん，乳がん，子宮頸がん，リンパ腫，および甲状腺乳頭がんが，がん全体の 58-70％ を占めるのに対し，欧米諸国では，これらのがんは全体の 43％ 以下である．

　ゲフィチニブ（gefitinib）による肺がん（腺がん）の腫瘍縮小効果を例にあげると，日本人以外の患者と比較し，本治療薬が日本人に対してより効果を示す傾向にあることが見出されている．同様に，クリゾチニブ（crizotinib) の例では，日本人患者と韓国人患者には，本薬剤が繰り返し投与された後に体内に高濃度で保持される傾向がある．このようにいくつかのがんにおいて，薬剤の効果や代謝においてアジアと欧米の患者の間に実際に差異がみられることを示している．

オンコロジーにおける薬剤開発

　オンコロジー（腫瘍学）は，製薬産業において重要な領域である．抗がん剤の需要は急激に増大しており，アメリカの調査会社 IMS Health Inc. によれば，抗がん剤の世界市場は 2015 年には 2010 年から 42％拡大し，782 億ドルに達すると推定されている．高血圧症はすでによく管理された状況にあり，新しい薬剤の導入はそれほど多くないが，オンコロジーはイノベーションと治療薬の開発において重要な領域である．

　地域や国別にみた場合，アメリカはがん治療薬の最大の市場である．ヨーロッパ市場は，主要 5 カ国を合わせて評価すると 2 番目に大きいが，国を単位とした場合には，日本が世界で 2 番目に大きな医薬品市場となる．サノフィは，日本市場の重要性を考慮し，かなり以前に日本での研究を開始した．また，韓国および中国の市場は依然として小さいものの，驚異的に成長しており，そのため，製薬産業全体がアジア，特に中国に投資を行っている．製薬産業は，アジアにおける日本の重要性を考慮し，日本における投資を継続している．

　日本の主な製薬企業のほとんどは，その治療領域の重要性を踏まえ開発努力の焦点をがん治療に転換し，がん治療薬の開発に投資を集中している．武田，アステラス，第一三共，およびエーザイでは，4 年前にはパイプラインが 12 品目であったのに比較し，現在 48 の抗がん剤候補品目について臨床試験が実施されている（Nikkei, Sept. 20, 2011）．製薬研究は，医学的な必要性に重点が置かれ，がんが最大の R ＆ D 投資領域（2009 年の総投資の 23％）となっている（図 11.2）．しかし，投資は高いレベルにあるものの，リスクと投資の収益により焦点がおかれており，横ばいになってきている．

　がんは複雑であり，原因は非常に多様である．抗がん剤に関しては，増殖

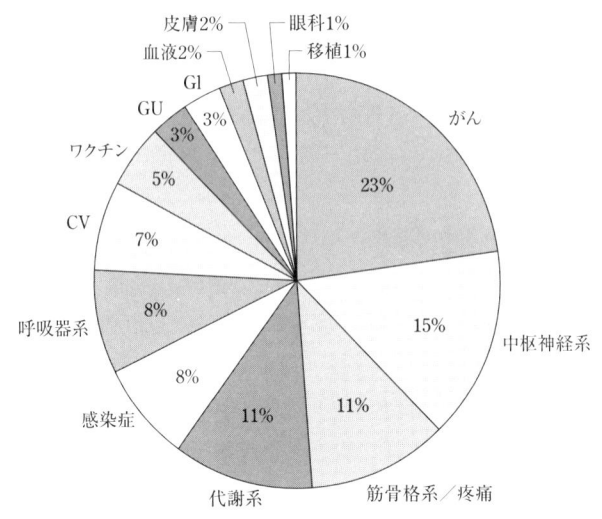

第Ⅲ部　新規医薬品開発の未来

図11.2　治療領域別のR＆D投資配分（*The Executive's Guide*, Decision Resources Inc., pp. 17-25（2010））.

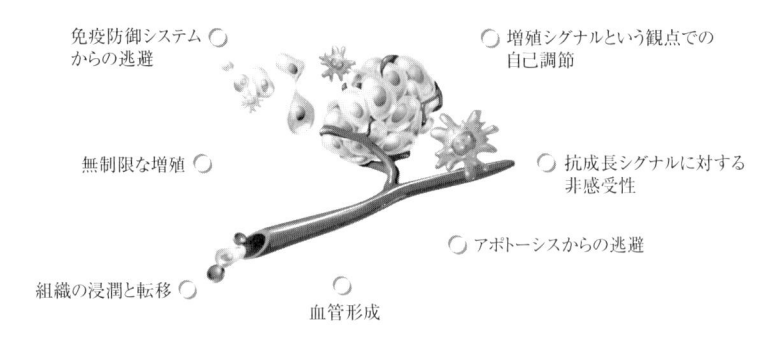

図11.3　多様ながんの原因（抗がん剤の多数の攻撃点）（参考：Hanahan, D. and Weinberg, R. A., *Cell*, **100**（1）, 57-70（2000））.

シグナルという観点での自己調節の欠如，抗成長シグナルに対する非感受性，無制限な増殖，組織の浸潤と転移などの複数の攻撃点がある．そのため，複数の領域の研究が要求される（図11.3）．

　オンコロジーにおける開発は複雑かつ困難であるために，非常にリスクが高い．第Ⅲ相臨床試験（臨床開発の後期）の成功率は，7つの治療領域の中でオンコロジーが最低であり，7年間にわたるこの段階で成功する候補品は

34％しかない（OncologyStat®, Elsevier, February 2011）．これは，製薬企業が投資領域を決定する際，重要となる．多額の資金が第Ⅲ相臨床試験に費やされ，最初の基礎的研究の段階から後期の臨床開発の間に非常に多くの候補薬品が脱落する．

アジアの国々における規制状況

　規制上の要件としては，地域間で相違がある．アメリカとEUには，それぞれ一つの規制当局がある．しかし，アジアには複数の規制当局があり，基本的に国ごとに一つの規制当局がそれぞれ独立して機能している．日本の場合は，日本人での用量を確認（第Ⅰ相臨床試験）し，日本人における有効性と安全性データを示す必要がある．韓国とタイでは，国際登録臨床試験に直接参加することが可能である．中国では，第Ⅲ相臨床試験において，各治療群120人の患者によって有効性と安全性を示す必要がある．また，中国では，新薬承認申請（NDA）の提出に中国人の薬物動態（PK）データも必要とされる．このような相違が複数のアジア諸国にわたる臨床試験の実施を難易度の高いものにしており，複数のアジア諸国による新規化合物（NME）の臨床開発は，依然として課題となっている．

　歴史的に日本では，臨床開発と審査期間が長いので，他国と比較すると新薬承認の遅延が生じている．この遅延は，アメリカと比較した場合，2004年には約2.5年であった（Office of Pharmaceutical Industry Research Paper, No. 31）．しかし，審査時間の加速（Scrip, March 2012）と国際共同臨床試験へのより高い関与によって状況が改善されているところである．

　独立行政法人医薬品医療機器総合機構（PMDA）が受けた国際的な臨床試験に関する相談は，2005年は19回であったが，2010年には102回と著しく増加した．審査時間に関しても改善がなされた．また，アジアの政府機関における協力も進んでいる．このような取り組みがアジア諸国における臨床試験数の増加につながっている．企業出資の第Ⅱ，Ⅲ相臨床試験の場所としては2006年以降，特に韓国と中国，さらにアジアの他の国々において臨床試験の大幅な増加が記録されている．

中国と韓国は臨床開発のコスト面での優位性もある．どちらも大都市に非常に大きく近代的な臨床センターがあり，多くの患者を集めることができる．韓国と中国では，データの質も向上しており，日本で得られるデータと同じ水準まで上昇している．

アジアにおける開発戦略

従来のアジアにおける臨床開発は，欧米諸国において第Ⅰ相臨床試験から第Ⅱ相臨床試験へ移行し，製品がアメリカ／ヨーロッパにおいて登録されてから，アジアで開発が開始されるという，順次的な開発である．これは時間のかかる過程であり遅延を引き起こすが，依然として多くの場合，これが既定の様式となっている．

新しい様式は並行開発であり，欧米諸国での臨床試験と並行してアジアの患者での用量確認が実施される．日本，韓国，および中国は，並行開発において重要な国である．また，並行開発を行うことによって，国際的な臨床試験や地域的な臨床試験への参加が可能となり，したがって新薬承認の遅延が短縮される．しかし，新しい並行開発様式は，製薬企業にとって費用面でのリスクが高いものである．よって，多くの製薬企業が本社を欧米諸国に置いていることを考慮すると，順次的な開発様式が依然として最もよく使われるアプローチとなっている．

順次的な開発の例として，サノフィは，腫瘍への新しい血管の増殖を妨げ，新血管新生の抑制作用を有する抗血管新生化合物のアフリベルセプト（aflibercept）を開発している．20カ国で実施されたアフリベルセプトの第Ⅲ相臨床試験が最近発表され（Cutsem, E. V., *JCO*, 30 (28), 3499-3506 (2012)），結腸直腸がんの患者の延命効果が示された．アフリベルセプトは，アメリカのFDA（食品医薬品局）により承認され，ヨーロッパにおいても，近い将来承認される予定である．韓国の場合，アフリベルセプトの国際臨床試験に直接参加することが可能であった．しかし，日本では参加できず，日本人患者において国際試験での投与法を確認する日本での第Ⅰ相臨床試験が実施されており，地域での臨床試験が計画されている．

最近の例では，サノフィは乳がん，子宮内膜がん，および胃がんなどの複数のがんを対象とする PI3 キナーゼ阻害薬の開発に並行開発を適用している．概念実証の試験が国際的に進行している一方で，すでに日本において第 I 相臨床試験が開始されている．

この戦略は日本の施設や患者が将来的に国際的な登録試験に参加することを可能にする．

アジア各国の課題

結論として，がんは，世界的に，またアジアや日本においても大きな医療問題である．医療ニーズに向けて製薬企業は，新たな解決策を開発するための大きな投資を行っている．疾患の特異性と新薬承認の遅延を減らすことの重要性を考慮し，アジアは次第に新しい製品の開発計画に含められるようになっている．

アジア地域に残されている課題には，統一規制機関の必要性，および統一的な必要条件の必要性が含まれる．その他の克服すべき課題は，臨床開発サイトの質を向上させる方法，およびコストに関連したものである（日本は，一般的に韓国や中国と比較し，開発費用が高価である）．日本は科学的に質の高い社会であることから，アジアにおいて新たなオンコロジー製品を開発する場合，日本は依然として重要な国である．欧米諸国に拠点を置く会社として，新しい製品を早期に日本に導入することがサノフィの目的である．オンコロジーは，まだ満たされていない医療ニーズ，社会に対するがんの影響力，革新的な科学の必要性，オンコロジー関連研究におけるサノフィの強みといった理由から，戦略的に重要度の高いものである．

Q&A ── 講義後の質疑応答

Q 日本の医療の課題について，また世界の人が治療を受けられるために，企業の利益だけでなく考えなくてはいけないことがあるのではないか．

A　日本には，他の国々より多くの病院や医療センターが存在する．これは，日本の医療体制の特徴であり，専門センターがそれほど多くないことを意味している．薬物治療では，専門化を通じて質が確保されるであろうから，専門化が非常に重要である．これは，今後の日本にとって重要な要因である．日本は，より多くの患者を惹きつける，特定の疾病にフォーカスした強力で大規模な機関を構築する必要があるのではないかと思う．それによってより優れた学術的な研究が可能となるだけでなく，製薬企業にとっても，より専門化された医療施設で確保される高レベルな臨床試験を早く完了させることが可能となる．

Q　がん患者の生活の質（QOL）を向上させるための製薬企業の責任は．
A　がん分野の進展は，科学によって推進される．歴史的にみて，化学療法はがん細胞を攻撃するために開発され，非常に効果的にがん細胞を攻撃するが，正常細胞も殺傷し，強い毒性を有する．標的療法として知られるように，科学の発展により，特定のがんにおいて重要な特定の標的が同定され，毒性を制限して効果を表すことが示されている．今後，患者が快適に治療を受けられるように化学療法が改善されるものと思われる．

Q　がんを治したいのは世界共通である．企業は利益の観点から中国や韓国に投資するが，では，そこから取り残されてしまった人たちを救うことはできないのか．
A　発展途上国におけるがんのニーズに対する取り組みもまた，「市場参入」に関連することから，製薬企業において重要である．サノフィは，アジア太平洋諸国では治療薬の費用を下げ，患者が求めやすくした．開発途上地域であれ，専門家を有する優れた医療センターがあるが，多くの人々は高度の標準的医療にアクセスすることができない．サノフィは，がん治療薬の普及促進と人々の支援を目的として，途上国において医療専門家を教育する役割を果たしている．企業はまた求めやすい治療薬と特別利用プログラム（special access programs）を提供するために政府と連携する．しかし，製薬会社は事業を営んでおり，社会を完全に変えることはできない．サノフィは100カ国以上に拠点をもつグローバル企業であり，すべてのアジア諸国に現地法人をもっている．

Q　アフリカにおける AIDS 支援との相違は．

A　がんは感染しないという点で AIDS と異なる．がんに関する問題は，診断体制，管理体制，手術体制，および他のさまざまな要素が必要とされるように，治療薬の供給ばかりではない．治療薬の供給だけでは，それほど患者の助けとはならない可能性がある．そのため，サノフィは，治療薬の活用方法を向上させるさまざまなプログラムを支援している．しかしながら，製薬企業が医療インフラを発展させることや確立させることは不可能である．

Q　ヨーロッパに拠点を置く企業がアジアの状況をどのように捉えているのか？
A　サノフィはアジアだけでなく世界市場に向けて多くの新しい治療薬を提供し続けている．新しい製品が世界中で役に立つことが目的である．ビジネスの視点からは，アジアでの事業の必要性が認識され，また市場が拡大していることから，近年，以前に増してアジアが重視されているが，それによってヨーロッパへの新しい治療薬の供給が減少することはない．アジアでは，市場の拡大によって引き起こされるプラスの影響があり，労働と雇用の観点では，アジアで得られる研究開発職が増加する．しかし，このアジアへの労働の移行は，ほとんどの産業に当てはまることである．グローバル化は，労働市場に圧力をかける可能性があるが，有用な治療薬を世界市場へ供給することに重点が置かれることに変わりはない．

Q　治療薬開発における地域的な試験は地域社会ばかりでなく，製薬企業にも有益となる一方，このような試験の実施に関連して多くの困難が存在するか．
A　日本が世界市場で競争力と活動を維持するには，製薬企業が大規模臨床試験を行うために大規模な医療施設を築くことが重要である．したがって，大規模施設への投資と質の高い臨床試験が重要であることを政策立案者に納得させることが重要である．日本が国際的に認知されるためには，研究に参加するために継続して人を海外に派遣する必要があり，海外の研究と勉強を継続して支援するための教育体制が必要である．英語は世界言語であり，世界中の仲間とネットワークを構築し，情報を交換する手段として，国際的な交流と相互関係が重要であることに変わりはない．

Q　国による申請手続きの相違について．
A　個々の国によって個別の戦略をとることは多大な費用がかかることから不可

能だと思われる．日本と中国の場合には，臨床試験を実施する前に日本人と中国人での有効性を示す必要がある．規制上の要件という観点では，国によって戦略が異なる．治療薬の並行開発における課題の一つは，早期にデータを取得し，開発過程の初期段階でデータを規制当局に提供することである．

Q　アジアにおける製薬事業の今後について．
A　アジア諸国，特に中国には，依然としてまだ満たされていない相当な医療ニーズが存在する．製薬企業の課題は，革新をもたらすことである．革新に伴う問題は，アルツハイマー病，うつ病，がんなど現在ニーズの最も高い疾患がいずれも非常に複雑であるという点である．これが，依然としてがん研究開発はリスクが高いとされる理由である．アジアでは，すでに非常に科学的に優れた研究が実施されており，したがって，革新のための資源としての研究をサポートすることが業界にとって重要となる．患者の要求は，どの国においても同様であり，患者は誰もが最高の治療と十分な機会を求めている．現在の中国では，患者も製品の品質について関心を持っている．究極的には，この業界全体が中国の巨大な人口にアクセスする手段に注目している．製品は完全には償還できないため，これが課題となっている．そのため，企業は医療専門家の教育とジェネリック医薬品製造者の支援に努力をしている．

Q　アメリカとEUには単一の規制当局があるのに対し，アジアにはまだない理由は？
A　ヨーロッパには過去に多数の規制当局があったが，数年前，アメリカの統合規制当局に競合する手段として，臨床研究と規制活動の連携が必須であることが認識された．したがって，ヨーロッパにおける統合規制当局に向けた動きは，ある程度ビジネス上の決定であり，効率性を高め，費用を削減し，アメリカに対し効果的に競合するために計画された．新興経済が十分に成長し，企業と政策立案者が単一規制当局の優位性を認識するにつれ，今後のある時点で，同様の動きがアジアにおいてみられるものと思われる．

Q　製品を向上させる手段としての，治療薬の生産と販売後の追跡調査の実施方法について．
A　薬剤によるあらゆる有害事象については，それぞれの国においてただちに当

局に報告することが要求されている．重篤な副作用のある薬剤の問題が起こっており，その副作用は多くの人々に供給された後，発見された．がんの場合には，がん治療薬の最良の使用法に関する情報提供と教育が非常に重要である．したがって，薬剤の使用方法について医療界と患者に情報を提供する方法を模索すること，および可能な限り透明性を保つことが課題となる．企業であるため，規制上の制限から患者に直接情報を提供することは困難であるが，医療専門家に適切な教育を与えることによって，彼らが患者に情報を伝えるための知識を身につけるようになる．日本で働くことは非常に興味深いことであり，日本での課題の一つは，コミュニケーションの問題を克服することである．

第12講　日本における抗がん剤の開発物語

寺田　清（株式会社ヤクルト本社医薬品事業本部常勤顧問）

「ヤクルト」は，発売から76周年を迎えた今日でも，1日に世界で3,000万本飲まれている乳製品である．その「ヤクルト」を供給している食品系の企業ヤクルトが，カンプト（一般名：塩酸イリノテカン）という抗がん剤を創製した．カンプトは1990年代に日本，ヨーロッパそしてアメリカの医療現場に届けられ，大腸がんの治療を変えたと言われている．一時代前の抗がん剤開発物語を紹介したい．

ステージⅢとステージⅣの化学療法の違い

大腸がんは初期にみつかれば手術でほとんど治すことができる．問題はステージ（病期）Ⅲあるいはステージ Ⅳ の進行がんとしてみつかった場合で，このステージでの治療は難しい[1]．

ステージⅢで手術した場合，約3割の患者が再発するが，化学療法を施せば，ある程度再発を抑えることができる（補助化学療法）．一番難しいのはステージ Ⅳ だ．進行再発と診断されたステージ Ⅳ の大腸がんは手術ができないからだ．したがって化学療法が主たる治療法になる．この化学療法は治癒させるためのものではなく，生存期間を延ばすためのものになる．したがって，ステージⅢとステージⅣにおける化学療法はその性格が大き

---

1) がんは，転移などの進行具合によって，0期からⅣ期までのステージに分類される．

く異なる．1995年にカンプトが登場するまではステージIVの大腸がん患者の平均生存期間は12ヵ月だったが，現在では30ヵ月へと延びている．

1950年代に代謝拮抗剤の5-FU（一般名：フルオロウラシル）がハイデルベルガーらによって開発された．これにより進行再発大腸がん患者の生存期間が1年ほどに延び，この状態が40年も続いた．そして1995年にカンプトが登場してMST（Median Survival Time，生存期間中央値）がさらに半年延びることになった．そしてエルプラット（一般名：オキサリプラチン）やさらには分子標的薬（がん発生の原因になる物質（分子）のみを標的とする薬）が開発され，これらをうまく併用することによって30ヵ月まで生存期間が延びることになった．

カンプト開発の苦労

カンプトはカンプトテシンという植物アルカロイドの誘導体である．カンプトテシンは1960年代にアメリカの国立がん研究所（NCI）などで開発が試みられていたが，水に溶けないという薬剤製造上の欠点があり，また出血性膀胱炎などの重篤な副作用があるということで開発が断念されていた．

アメリカのNCIが開発を断念し捨て去ったものをヤクルトが拾ってきて（1978年），5年後（1983年）にカンプトを創製することができた．臨床試験を経て，承認申請をし，承認が得られた．承認申請から承認まで，フランスでは5ヵ月，アメリカでは6ヵ月，日本ではおよそ3年かかった．ヤクルトではNCIが使った喜樹という植物とは違う，もう少しカンプトテシン含有量の高いクサミズキという亜熱帯性植物に原料を変えた．このクサミズキからチップをつくり，そこから抽出した植物アルカロイドがカンプトテシンであり，さらにそれを化学変換してカンプトに持っていった．カンプトをねずみの白血病に投与したところ抗がん活性は明らかに上がり，6匹中6匹のがんが治った．1次の段階として人に投与するいわゆる臨床試験に入っていくが，この段階に大きな苦労がまちうけている．薬剤が水に溶けなかったり，副作用があったり，最もひどい副作用の一つであるアナフィラキシー反応がでる場合もある．がんには効くが，生体に非常に大きな有害反応を起こし，

時には死に至るほど危険であることもある．そのため，人に投与することには非常な困難がともなう．

動物による安全性試験で最も出てほしくなかったアナフィラキシー反応が出てしまった．抗がん剤ではない通常の医薬品の開発であれば，アナフィラキシー反応が出ればそれで開発は終わりだ．それほどひどい副作用である．われわれはアナフィラキシー反応が出る可能性がある人を除外するプリック試験を開発し，先に進めることにした．この試験の開発に1年を要した．

多くの研究機関がカンプトテシンの開発に失敗したが，なぜヤクルトは成功できたのだろうか．1つは原料調達である．NCIなどはカンプトテシンを抽出するのに中国原産の喜樹を使った．1960年代当時，アメリカなどの資本主義体制下の社会では，中国産の喜樹を安定的に大量に入手するのが困難であった．これに対してヤクルトは比較的早い段階でクサミズキに変え，クサミズキを安定的に確保する方法を確立した．ここが大きな違いだった．もう1つはプロジェクトの数．NCIや大手企業はプロジェクトがたくさんある．したがって少しつまずくと簡単に開発をやめてしまう．一方，ヤクルトは医薬品開発に乗り出したばかりだったので，プロジェクトはこのほかになかったため，カンプトプロジェクトに思い入れを持ってこだわらざるを得なかった．そして3つめは，国内外からのサポートである．カンプトはこれまでの抗がん剤とは異なる，新しい作用機作を有していることが開発の早い段階で発見された．そのためカンプト開発への期待が大きく，多くの専門家の協力を得ることができたのである．

日本，ヨーロッパならびにアメリカにおける承認

国内外での大腸がんに対する承認をみてみよう．表12.1に承認の根拠になったデータを示す．奏効率とは，カンプトによる治療でがんとしての固まりの大きさが50%以下に縮小した患者の割合である．

奏効率は，日本では24%，フランスでは15%，アメリカでは13%とだいぶ違った．日本ではファーストライン（患者に初めて行う抗がん剤治療）と最初に使用した抗がん剤に耐性になった大腸がんに対するセカンドライン

表 12.1 承認の根拠になったデータ.

	日本	フランス	アメリカ
患者数（人）	88	213	304
奏効率（%）	24	15	13
副作用			
白血球減少（≧Grade 3, %）	16	38	28
下痢（≧Grade 3, %）	13	37	31
副作用死（%）	4.4	4.9	1.6
承認された適応症	手術不能または再発大腸がん	5-FUに耐性になった転移もしくは再発大腸がん	5-FUに耐性になった転移もしくは再発大腸がん

≧Grade 3 は，重篤であることを示す．

（ファーストラインとは別の抗がん剤を使う治療）との区別が明確でなく患者がごちゃまぜになっていた．したがって，表 12.1 では少し高めの数字になっている．

代表的な副作用は，重篤な白血球減少ならびに重篤な下痢であるが，日本のデータでは欧米の半分程度しか発現していない．副作用による死亡例は日本では 4.4%，フランスで 4.9%，アメリカで 1.6% であった．以上のように，日本の患者では欧米の患者よりもむしろ安全性が高いというデータになっている．日本，フランスならびにアメリカにおける申請・承認時期を表 12.2 に示す．日本では申請してから承認までに約 3 年かかったが，フランス，アメリカではわずかに 5，6 カ月であった．すでに医薬品になっているものをいろいろながんに使えるように効能追加をしたときでさえ，日本では 1 年半かかっている．

日本ではじめてカンプトが承認される直前（平成 5 (1993) 年 12 月），ある新聞紙上で「副作用，極めて高率」「背筋が寒くなる」と報じられた．表

表 12.2 日本，フランス，アメリカにおける申請・承認時期．

	日本	効能追加	フランス	アメリカ
申請	91.3	94.4	94.12	95.12
承認	94.1	95.9	95.5	96.6
審査期間	2 年 10 カ月	1 年 5 カ月	5 カ月	6 カ月

12.1 に示したように副作用は欧米の半分程度であるのに，日本ではこのように評価される．一方アメリカでは，審査期間 6 カ月と非常に短い期間で承認されしかも「40 年ぶりの新薬」と報道をした "USA TODAY" をはじめ，全米で歓迎する報道がなされた．

横道にそれるが，このカンプトは，承認プロセスにおいていろいろな前例をつくっている．カンプトは SBA（サマリーベーシス・オブ・アプルーバル，新医薬品承認審査概要）に記載された第 1 号になった．SBA は厚生労働省が承認した新医薬品の治験データや審議内容，副作用などを載せた報告書である．カンプト以前にはこのようなことはブラックボックスになっていてわからなかった．また治験は第 II 相試験まで行い申請したが，その後施行された新しいガイドラインに基づいて第 III 相試験を実施した第 1 号でもある．

アメリカにおける承認審査についてであるが，FDA（食品医薬品局）の下に諮問機関 ODAC（Oncologic Drugs Advisery Committee，抗腫瘍薬諮問委員会）が設置されており，抗がん剤として承認すべきかどうかを審議し答申する．クリントン＝ゴア体制の 1996 年に標準的な治療がなくなってしまったセカンドラインの患者に対して，可能性のある薬剤ならば速やかに届けなければならないという迅速承認プログラムがつくられた．

カンプトは ODAC でどのような審査をされたのか．ヤクルトからライセンス許諾を受けたアップジョン社（当時，現ファイザー社）が，カンプトサーという商品名で 1995 年 12 月末に承認申請した．クリントン＝ゴアのプログラムに基づいて，1996 年 6 月 13 日 ODAC で審議された．当日の ODAC のアジェンダをみると，委員長と，10 人の委員の合計 11 人のメンバーで審議する．委員には乳がん患者団体と一般消費者団体からの代表 2 名が含まれており，専門家に一般代表も加えて公開で審議されるのがアメリカのシステムである．まず会社側から薬剤に関する発表があり，次いで FDA から審査結果の発表があって，ODAC メンバーとの質疑があり，最後に，FDA からの諮問事項に対する ODAC メンバーによる表決となる．表 12.1 に示した概略のデータにより大腸がんのセカンドライン治療剤として満場一致で承認が勧告された．

FDA はこの諮問結果を受け ODAC 翌日の 6 月 14 日に承認した．まさに

クリントン＝ゴアプログラムによる迅速審査承認である．

日本，ヨーロッパならびにアメリカで承認されて数年後の1999年，築地のがんセンターで開催された日米合同ワークショップでの講演によれば，フランスならびにアメリカにおいてはほぼ同数の大腸がん患者がカンプトによる治療を受けているのに対し，本剤が生まれたわが国においてはフランス，アメリカと比較して1/40程度の患者にしか投与されていないとのことである．

カンプト以後

カンプトが承認されてから11年後の2005年，5-FUならびにカンプト同様，世界の標準薬とされるエルプラットが承認された．これら3つの薬すべてを使って治療することが，大腸がん患者に最大の延命効果を与えることが示されている (Grothy, 2004)[2]．

カンプトが世に出た年（1994年）とエルプラットが世に出た年（2005年）とを比較してみたい．この11年の間にいろいろな側面で大きく変化している．患者を取り巻く状況がまったく違ってきている．かつては，進行がんはほとんど告知されなかった．しかし今はほとんどの患者ががん告知をされる．行政側も日本における日本人患者による臨床データに基づかなくとも世界標準の治療方法を承認するように大きく変わってきている．世界の標準治療法ではあるが，国内では臨床試験も含め使用経験がないFOLFOX（ロイコボリン（FOL），フルオロウラシル（F），オキサリプラチン（OX）を併用するがん化学療法）が承認された．医療現場でも世界標準療法を患者に届けようという動きは強い．市販開始後の調査によれば，6カ月という短期間で5,000の事例が集まりそのうち97％で国内では使用経験がないFOLFOXが使われていた．

すなわち，ここ10年ほどの間に，生存期間の延長を目的とする進行・再発大腸がんに対する化学療法におけるわが国の状況は大きく改善し，欧米諸

---

2) Grothy, A. *et al*., *Journal of Clinical Oncology*, **22** (7), 1209–1214 (2004).

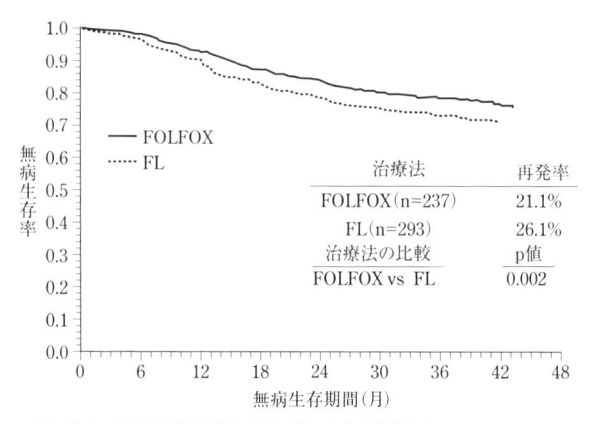

図 12.1　MOSAIC 試験における無病生存期間（André, T. et al., N. Engl. J. Med., **350**, 2343-2351（2004））.

国からの遅れを取り戻したと言える．しかしながら，もう一つの重要な大腸がん化学療法である補助化学療法においては，かつての進行・再発大腸がんに対する化学療法と同じような欧米からの遅れがあるように思える．フランスの de Gramond らによる大腸がん患者の手術後の補助化学療法 MOSAIC 試験の結果によれば，FOLFOX 療法によって従来法よりも 5% 程度再発を抑制できるとのことである（図 12.1）．これにより欧米では速やかに FOLFOX が浸透したが，わが国では 2009 年補助化学療法承認後も FOLFOX による補助化学療法施行例は限定的である．

　患者がどのような治療法をのぞむかを知ることは大切だ．生存期間を 3 カ月延長することができるが副作用が強い治療法を希望するかどうか調査した報告がある（図 12.2）．がん患者ではない健常人は希望しないし，がん患者を治療している医師や看護師でさえ希望しない．しかし，このような治療でも多くの患者が希望する．臨床腫瘍医は健康な健常人だから，この点がわからないのではないか．

　最後にドラッグ・ラグについて意見を述べたい．ドラッグ・ラグとは，ある薬が欧米では使えるのに日本では使えないといった，承認までのタイムラグのことである（表 12.3）．

　カンプトは日本で承認されてからわずか 2 年半で世界中で承認された．つ

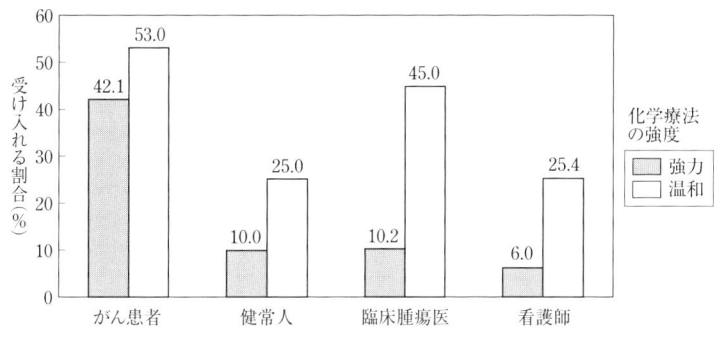

図 12.2 延命期間 3 カ月の化学療法(Slevin, M. L. et al., Br. Med., 300 (6737), 1458-1460 (1990) をもとに作成).

表 12.3 ドラッグ・ラグ.

	誕生	日本	フランス	アメリカ
カンプト	1983	1994	1995	1996
エルプラット	1976			
進行・再発		2005	1996	2002
補助化学療法		2009	2004	2004

まりフランスやアメリカではドラッグ・ラグは少ない.一方,このエルプラットが典型的な例だが,日本で生まれた薬なのに最初に承認されたのはフランスで 1996 年,アメリカで 2002 年,そして日本は 2005 年.さらに補助化学療法という適応に至ってはフランスやアメリカで承認されてから実に 5 年かかっている.日本におけるドラッグ・ラグはまだ解消されていないように思う.

Q&A——講義後の質疑応答

Q ヤクルトがカンプトで成功した要因として,別の薬草を使ったから成功したというのが興味深い.薬草というのは理系の範疇だと思っていたが,政治状況や国際関係にも非常に左右されているのだと感じた.たとえば今政治的に不安定な地域にしかない薬草があるのか,また政治状況によって本当に必要な原料

が使えないという事例があるのか．

A　似たような範疇の話としてアメリカではバイアメリカン，アメリカ製品を重要視するという思想がいまだに強い．たとえば，先ほどのアメリカの迅速承認プログラムだが，あの第1号適用例は，カンプトテシンの別の誘導体でアメリカの製品だった．カンプトは2番目．もう少し古くなるが，アメリカのタキソール，フランスのタキソテアという同じ部類に属する抗がん剤があるが，この2つの製品はある年に同時にFDAに申請された．フランスのタキソテアは1年間待たされた．こういった政治的な側面が今もアメリカにはある．

赤座　抗がん剤のタキソテールは西洋イチイの樹皮を原料としているのだが，西洋イチイはアフリカに自生していることが多く，日本やアメリカが伐採してだいぶ使ってしまっている．このためワシントン条約などの規制対象種にもなり，今では薬の原料を提供した国にも薬を開発した利益の何十パーセントかを渡すという条約も議論されている．

Q　間違った報道を避けるためにはマスコミと医学界がコミュニケーションをもっとしっかりとらなければいけないと思う．どういう努力が両者には必要だと考えるか．

A　これまでにも散々努力してきた．フォーラムなどを開くたびに，マスコミを招待するのだが，取材にこない．すなわちこれは，理解できないという問題ではなく，マスコミがマスメディアとしての自覚を持っていないことではないのか．日本の社会のどこに問題があるのかを指摘して解決していく努力をマスコミはしていないように思う．

赤座　現場に取材にくる人たちの基礎知識が少ないことも感じる．10年前に筑波大学で医療事故があり，副院長だった私は記者会見の対応をしたのだが，マスコミの質問の内容がまったくかみ合っていないことに驚いた．しかも肺の右葉，左葉と言ったときに，そんな専門用語を使うなと言われた．そのくらいの知識がない記者が取材などできるのだろうか．抗がん剤の生存率の話もそうで，ある薬剤について記者会見を開いたところ，専門の記者が30，40人ほどきた．生存率が1.8カ月延びるようになり，これは世界でも日本でも認められたと説明をした．しかし翌日の新聞には，たった1.8カ月しか延びない薬が承認されたと報道されていた．まったく反対のことが書かれていたのだ．もちろんこちらの説明の仕方にも問題があったのだろうが，取材にくる人たちにも基礎知識

がある程度必要ではないのか．

A　当時，メディアは化学療法において日本が欧米に比べてずいぶんと遅れているということを指摘するべきだった．カンプトの副作用が強いことはたしかに問題だ．しかしフランスやアメリカでは使っているわけだ．日本では使っていない．この使っていない現状がどのような理由からきているかを考えなければいけない．いろいろな複雑な要因があるが，一つには日本の医療社会における専門性がなかった．これを指摘すべきだった．

Q　醗酵製品が主だったヤクルトが医薬品に踏み切った理由とは．またカンプト以外に市販されている薬があるか．

A　いきなりカンプトはあり得なかったと思う．なぜならヤクルトが得意とする発酵技術からあまりにも離れているからだ．別途研究していた免疫療法剤は，発酵させればどんどん物質としてつくり出せるので，ヤクルトとして乗り出していく必然性があった．この免疫療法剤がプロジェクトとして先行しており，そこにカンプトの研究を加えたということである．ただし免疫療法剤は科学的に証明することがすごく難しいので，行政が承認してくれず開発は中止した．

　二番目の質問だが，ヤクルトの医薬品は抗がん剤が主である．乳酸菌の入った整腸効果をうたった整腸薬も出しているが，売り上げの大きさから言えば97％が抗がん剤．だからいまはがんに特化した活動をしている．

第 IV 部
グローバリズムとナショナリズムの超克

　アジアは，グローバル化が加速度的に進む一方で，第二次世界大戦を巡る歴史認識問題，戦後の冷戦構造に起因するイデオロギー対立など，ナショナリズムの台頭が時折顔をのぞかせる，過去の負債をいまだに免れない地域と言える．こうした中で，ヒト，モノ，情報などの越境が進んでいる今日，よりプラクティカルな立場から，グローバリズムとナショナリズムの「ねじれ」をいかに是正すべきかを議論するなど，多様な社会的価値について包括的な知見と視点が必要な地域である．現状認識の上に立ち，この地域に特有な課題を掘り下げて，歴史的規定性を帯びた地域概念とていねいに向き合う姿勢が求められる．がんは，グローバル課題であると同時に，高額な医療費がかかるため治療法はそれぞれの国の経済や医療制度に依拠しており，きわめてナショナルな課題を背負う疾患である．そうしたがんの特殊性を鑑みて，新たなる地域概念の創出にも繋がるような連携を目指さねばならないであろう．

第13講 がん撲滅はアジア諸国と日本の共通の連携基盤となるか

大滝義博（株式会社バイオフロンティアパートナーズ代表取締役社長，東北大学客員教授）

アジア諸国の台頭

　世界の人口は2020年に75億人を突破すると推計されている．このとき世界の人口の大部分はアジア地域に住むことになる．まさに，アジア地域が世界の中心になりつつあることは明確な流れなのである．

　世界経済に視点を移すと，同様な流れがみてとれる．これまで，欧米を中心に経済関係を構築してきた日本はバブル崩壊後，空白の20年問題に苦しみ経済的には伸び悩んできた．しかし，このような状況を尻目に，2010年，中国はついに名目GDP（USドル）で日本を追い越した（図13.1参照）．もちろん，中国が今後とも，かつてと同じような勢いで経済成長を続けることはないかもしれないが，巨大な経済規模を持ち続けることに間違いはないと思われる．すなわち，世界第2，3位クラスの経済大国がアジア，そして，世界を牽引することを意味する．中国ばかりでなく，インドの積極的な成長路線も世界から注目を受けるまでになった．さらに，韓国，台湾，シンガポール，そして，これに続くマレーシア，ベトナム，インドネシアまでもが非常にエネルギッシュな成長を続けている．もちろん，ミャンマー，ラオス，カンボジア，ブータンなど取り残されている国々もアジアにはあるが，これらの国も早晩，成長の流れに乗ろうと努力を始めるに違いない．このように，アジアには現状，いろいろな階層の国が混在しているものの，総じて，経済的観点からは近未来に明るい成長の兆しが待ち受けているように思われる．

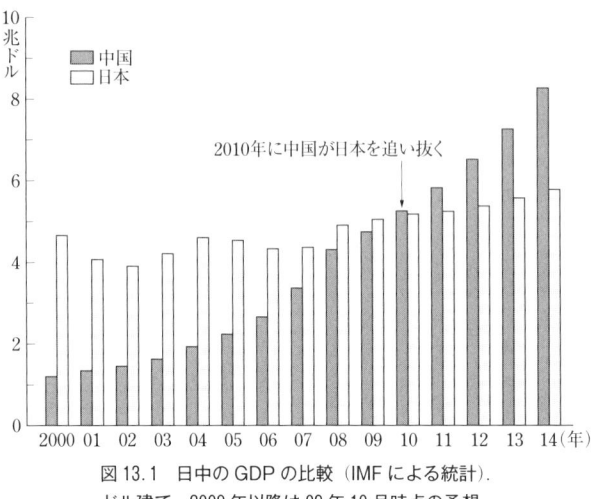

図13.1 日中のGDPの比較（IMFによる統計）．
ドル建て．2009年以降は09年10月時点の予想．

日―中，日―韓の確執

　経済的には，アジアが世界の中心になる流れが始まりつつあるのに対し，政治的には，近年，日本と近隣諸国の間で暗雲が立ち始めている．すなわち，日―中間での尖閣問題，日―韓間での竹島問題，従軍慰安婦問題が大きな確執として持ち上がってきたからだ．特に，日―中間の尖閣問題は，その背景として急激な中国人民解放軍の近代装備化，海洋進出の積極化を伴う南シナ海問題や東シナ海の大陸棚論争，海底資源争奪戦など，中国の強硬な対外姿勢が明確となりつつある点で，日中の深刻な懸念材料となっている．日に日に増大している尖閣周辺海域での中国の挑発活動をみるにつけ，尖閣問題の軍事的拡大を待っているのではないかとの疑念さえ出てくるのである．この背景として日本の力と中国の力がほぼ拮抗してきたことが挙げられる．自分より弱いと考える国に対して，中国はこれまで強力な圧力をかけてきた．これまで政策的に報復措置を取ったことのない日本に対して，中国は現状を変更させる意図の下に非常に攻撃的な態度に終始しており，短期的にみると恒久的な解決策は見出せないかもしれない．さらに，深刻な問題として，今後，中国経済の成長率が鈍化した際，共産党指導部は国民の支持を繋ぎ止める手

段として対外的な危機を煽り，「偉大な中華民族の復興」のスローガンの下，民族主義を鼓舞して，日本への攻撃の手を，さらに強めてくる可能性も否定できないのである．

このような懸念はあるものの，日本の取るべき道は，米国と連携して中国を封じ込め，孤立させることにはない．むしろ，日本周辺の東アジア地域を可能な限り安定した地域にすべく努力を重ね，アジアを世界の中心として繁栄し続ける地域にしていくことであろう．

すべからく政治的問題に持ち込む中国との協調はけっして容易とは言えないが，互いの共通課題を模索して見出し，協力し合う体制構築を続けるほかはない．幸い，日本と中国は共通の課題，すなわち，高齢化・医療問題や環境問題，そして，エネルギー問題などに直面している．これらの課題解決に果たす日本の役割は大きい．今後，日中関係を強化し，冷静な話し合いができるようになれば，協力体制の構築も進むものと考える．

2012年の年末から2013年にかけて，中国では習近平体制が本格的に活動を始め，韓国でも大統領が交替する．日本でも安倍新体制が誕生した．まさに，このような時期であるからこそ，東アジア地域で決定的な役割を演じる日本，中国，韓国3カ国は協力して，アジア地域に安定を約束する仕組みを構築していくべき時であろう．

アジア諸国と日本の共通連携基盤としての高齢化・医療問題

日本政府は今後のアジア戦略をどのように進めていくかについて，非常に戸惑っているように思われる．すなわち，世界の中心がアジアに移るとき，日本自体はどのようにアジア諸国と行動を共にしていくのか，これがこれから数十年のアジアにおける日本の地位を決めるからである．

中国，韓国との確執に加え，日本とその他のアジア諸国に横たわる課題も大きい．過去に日本が残した歴史的課題は，アジア諸国との友好関係を構築する際に最初に考えなければいけないことだ．日本は近代史において「脱亜入欧」の基本コンセプトのもと，富国強兵に取り組み，先の第二次世界大戦においては中国，韓国や東南アジア諸国を侵略したという歴史を持つ．この

ことはまぎれもない事実である．この日本の姿をアジアの人たちはどうみてきたのだろうか．このことをきちんと考える必要がある．アジア諸国にはその軽重は別として，日本に対して払拭することのできない不信感があると思われる．それゆえ，まずはアジア諸国からいかに日本が真の信頼を回復できるかが課題となる．

　日本は，これまで経済分野を中心としてアジア諸国と協調し，工場立地や技術移転などを積極的に進めてきた．しかしながら，その結果，今や，中国，韓国，台湾などの国々は日本の競争相手になるまで育っている．これらの国々では，造船，鉄鋼，半導体，自動車生産などの分野において日本に追いつき，追い越す勢いの企業も数多い．

　これらの状況を鑑みると，アジア諸国と日本が協調していくためには，物づくりとは異なる分野での共通基盤を模索することも必要となる．たとえば，人類共通の敵に対して協力して立ち向かうという共通項を見出すことができれば，アジア諸国との協力・連携体制を築くことができ，さらには信頼関係醸成にも役立つと考えるからである．すなわち，アジア諸国間で共通となる連携基盤を構築できる分野を地道に模索していく努力が現在の日本に求められているのではないだろうか．その1つのキィーワードとして，高齢化・医療問題，とりわけ「人類共通の敵であるがんの撲滅」があるのだ．

アジアでの高齢化・がん罹患の現状

　医療分野に直結するアジアの課題として次のようなものが挙げられる．すなわち，①人口増加と高齢化，②中進国（BRICS）とアジア市場の成長，③高度な都市化（ライフスタイルの欧米化，公衆衛生），④高度移動社会（国際的人口流動），⑤治療から予防への観点，そして，⑥医療技術の進歩と電子カルテ，電子的医療情報の流通．

　まず，急速に進む都市化をみてみると，東京＝横浜地域が世界第1位の人口集積地となっている．それに続いて，インドネシアのジャカルタが第2位，そして，インドのデリー，フィリピンのマニラなどが続いており，世界の第13位までの人口集積地のほとんどはアジアに位置している．

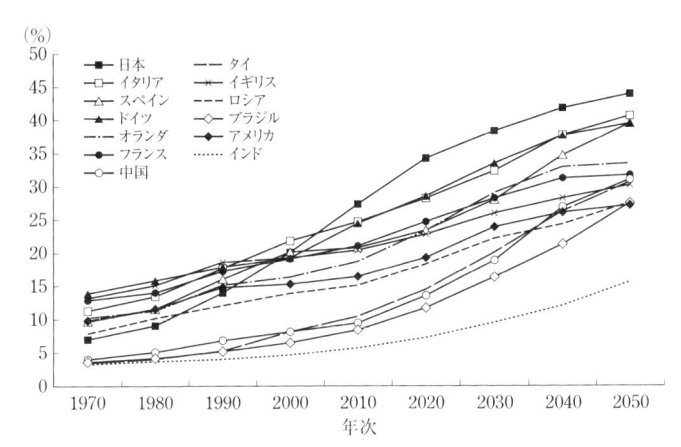

図 13.2 主要国の 65 歳以上人口の割合（2008 年推計（中位推計））（国連 World Population Prospects the 2010 Revision よりみずほコーポレート銀行産業調査部作成）.
急速に進む先進国の老齢化. 2020 年に中国も.

　これと同時に高齢化の進展も著しく，特に，日本での高齢化が最も進んでいることはよく知られることである．つまり 65 歳以上の人口が増えている国だ．アジア地域においては，シンガポールがこれに続き，これらを追いかけているのが中国で，「2020 年」には高齢化社会になる（図 13.2 参照）．その後にインドが続くことになる．つまり，アジアで一歩先に高齢化社会を迎えている日本がどのような社会を構築すれば良いかのお手本をアジア諸国に対して示すことができる分野と言える．一方，高齢化が進むとがんの罹患率が上がる．事実，日本では多くのがん種の増加がみられてきた．この日本の経験や治療技術をアジア諸国に役立ててもらうことは，高齢化社会に突入したアジア諸国に対して日本が貢献することにつながるのではないだろうか．
　また，世界における医薬品使用料の増加はどうなってきたのだろうか．医薬品新興国はかつて中国，ブラジル，ロシア，インドの 4 カ国であったが，今では 17 カ国へと増えている．新興国 4 カ国でトップを走っている中国は 2011 年に医薬品市場で世界第 3 位になった．中国の成長率は 25% から 27% で市場規模が 500 億ドル（約 5 兆円）．他方，日本の成長率は 5% から 7% 程度であり，世界市場の成長率も 5% から 7% となっている．中国を追いか

けるインド，ベトナム，タイ，インドネシア，パキスタンなどの国々が今後，急速に医薬品を必要としてくると思われる．つまり，医薬品市場でみれば世界の中心はアジアになる．そして，医薬品供給の面でも日本の貢献する場は多々あるのだ．このように医療分野，とりわけ，がん予防・治療の分野では日本とアジア諸国の間に共通基盤構築の機会が十分あると言える．

アジアでの基盤整備の必要性

　がんと一口に言っても，日本ががん予防・治療のどの段階でアジア諸国に貢献できるのかを把握することが必要となる．つまり，アジア諸国が抱える問題を詳細に調査し，アジアでの共通基盤構築に対処できるシステム設計を念頭において支援する必要がある．すなわち，アジア諸国で協力しながらがん対策を進めていくためには各国での共通基盤整備が必須となるからである．

　基本的には「診断法の統一」や「治療法の標準化」が第1歩となる．残念ながら，実際の診断法や診断結果の病名記述に関しても，各国で明確に統一されているわけでもない．日本国内でも違う場合があると聞く．困難な作業とはなるがアジア各国で診断法や治療法を統一する場合，アジア諸国間での標準化を考えなければならないだろう．結果としてカルテ情報も統一されなければ，アジア諸国間でがん治療のためのテンポラリーな議論もできないだろう．

　もちろん，アジア人は同じモンゴリアン系統であるので，共通点も多い．とは言え，食習慣や住環境の違いもあり，各国に特有ながんの違いも解析したうえで，規格化，統一化していく作業が必要となる．そのためには集団を長期間追跡していくことが必要となる．この追跡の中で個々人のデータと平均化されたデータの蓄積が最終的にアジア諸国での個の医療確立につながるだろう．

　実際にはアジア各国でのコホート・スタディ（疫学調査研究）の構築が非常に重要になってくる．ただし，これらを統一すればアジアの中で共通の基盤ができるかといえばそれは違う．教育にも関わってくることだが，診断法や治療法を共通化するためには，やはり実際に医師が交流し，お互いに徹底

的に議論して共通の視点を構築することから始めなければならない．つまり，日本の医師が言う病名と病態が実は中国やカンボジアの医師の使用しているものと違う場合もあるからだ．これらを理解していないと，真の意味での協調はできないのである．そのためにはまず，共通のインフラ構築が必要となる．

がん診断・治療の流れ

　日本ではがんの診断や治療データの蓄積が進みつつある．この蓄積を利用することにより最終的には個々のがん患者に対する最適な治療法決定へとつながる．この際にはセキュリティ対策をとりながら，カルテをしっかりつくり，これに個々人の血液データやDNAデータを加えてデータベースを構築していく．この個人のデータベースを的確に保存し，将来的には銀行のATMで現金を引き出すようにゲノム情報などから，副作用や体質情報などを瞬時に検索することにより，個々の患者に最適な薬剤を投与できるようにする．このような流れはすでに欧米や日本で始まりつつある．日本がこのようなデータベースをしっかりつくって初めて，アジア諸国と共通の対話ができるようになるとも言える．非常に時間のかかることだが，アジア諸国の間でも日本が中心となって，データベース構築をしていくことが必要となるだろう．

アジアにおける次世代がん医薬品開発

　今，世界では抗がん剤の開発が盛んに進められている．しかし，日本においては2010年にブロックバスターと呼ばれた薬が相次いで特許切れとなり，それによって日本企業は減収減益に追い込まれて，新薬開発も限定的になっている．このような状況下，医薬品輸出額では2004年にインドが日本を追い越す事態となった．このような状況で日本の製薬メーカーが，アジアでがん治療を目指す新薬をどれだけ開発できるかは予断を許さない．ただ，アジア地域での抗がん剤開発を考えた場合，アジア諸国での共通基盤構築の一環

として，共同臨床研究，国際共同治験の実施は十分ありえるだろう．

日本では特に他国にくらべて臨床治験や承認までの進捗が遅いという現実があった．これを回避する一端として，同じモンゴリアン系統のアジア各国と共同して臨床治験を実施することを日本は推進するべきである．

一方，新しい流れも出てきた．がんの免疫療法や「がんワクチン」の流れがみえてきているのだ．樹状細胞免疫ワクチン「Provenge」が 2011 年 4 月 29 日に米国の FDA（食品医薬品局）で認可された．2010 年には前立腺がんワクチンの販売認可も同国でなされている．これまで米国では免疫療法は重視しておらず，むしろ日本が真剣に開発してきた印象があるのだが，米国で先に認可されてしまった．

顕著ではないが，ワクチンによる患者生存率の延長もみえてきた．関連性のある免疫系の細胞が世界でどんどん発見されており，がんワクチンは新しい高度な生体システム治療の段階に向かっているという状況だ．また，抗体と医薬品を結合させた次世代抗体である抗体医薬複合体の開発も進んでおり，遅ればせながら日本の企業もこの分野に入り始めている．

アジア各国との国際共同治験の実施は，アジア発の抗がん剤開発の流れを構築するうえでも重要な一歩となろう．

治療から予防への流れ

今後，中国を初めとしたアジアの成長をふまえると，最も早くアジアで連携できるのはがん予防の分野だろう．医療費の高騰は世界中で悩みの種であり，財政が破綻する危機に直面している国は日本だけではない．このような状況下，世界は治療から予防への流れに切り替え始めた．

将来の発がんを予測するためのバイオマーカーの検出，疾患の悪性度をみながら生存率を予測する検査もすでに始まっている．がんになる前に発症を抑えることができないのかという研究は世界中で今後も続いていくだろう．

将来的には全ゲノム解析データを格納したカルテ（ゲノム・カルテ）も一般的となろう．これには世界も期待している．個人の疾患予防の面から言えば，ゲノム・カルテは最も重要となってくる．日常生活において病気になる

前の段階で，真に有効性のあるサプリメントがあれば，予防することができるからである．もちろん，そのためには根拠となる臨床試験データが重要になってくる．最近，オーストラリアの大学での臨床試験で，ある種のサプリメントの投与が発がん予防に有効だというデータも出てきた．アジア諸国において伝承されている植物などを利用した発がん予防食品の開発も日本が連携して進められる領域と考える．

アジアにおける研究競争の激化

このようにアジア諸国との共通基盤構築を目指した場合，日本には内なる課題があることも知る必要がある．これまで日本は研究開発の場面で競争相手として欧米ばかりに着目し，結果として競争に負けることも多かった．日本が負けた理由には，国家ビジョンや研究開発戦略の不足，省庁間の主導権争い（官僚の縦割り主義），学界の縦割り主義，学者の足の引っ張り合い，企業の先見性のなさ，など数多くの理由が提起されてきた．

国家ビジョン不足の典型的な例では，主要国の研究費比較がある（図

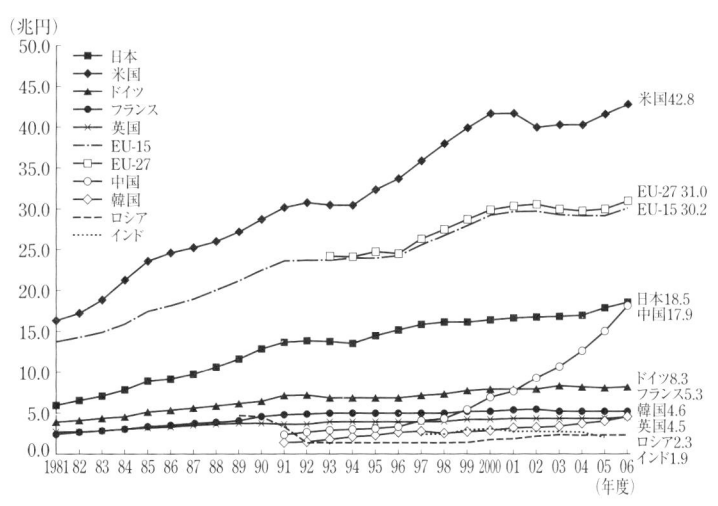

図13.3 主要国等の研究費の推移（購買力平価換算）（文部科学省，2008年度『科学技術白書』）．

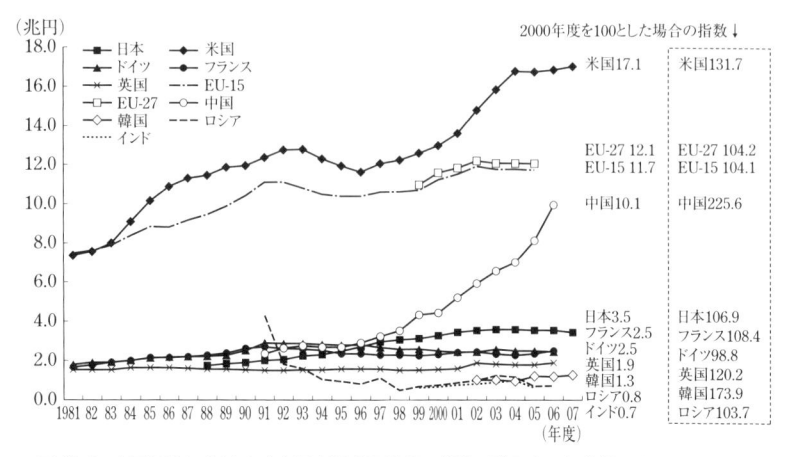

第Ⅳ部　グローバリズムとナショナリズムの超克

図13.4　主要国等における政府研究開発予算額の推移（購買力平価換算）（文部科学省，2008年度『科学技術白書』）．

13.3参照）．米国が42兆8,000億円と飛び抜けており，次いでEU 27カ国が31兆円を計上している．近年，アジアの国々は明確に研究費を増加しており，特に中国は17兆9,000億円と日本の18兆5000億円を追い越す勢いで研究費を出し始めている．韓国やインドがそれに続いており，研究の面でもアジア各国の追い上げが懸念されるのである．

　政府の研究開発予算額で言えば，米国が17兆1,000億円と別格で，EUが12兆1,000億円，中国も10兆1,000億円を計上しているなか，日本はわずか3.5兆円でしかない（図13.4参照）．つまり，日本では民間企業が研究費用の大部分を出している状況なのである．

　また，論文の被引用率は，中国は右肩上がりで伸びてきているのに対し，日本は1981年くらいから上がってきたものの，2006年以後は落ちてきている．

　この15年，日本は国としての研究戦略がなく，アジアと真の意味での連携もできていないのが現実である．これがアジアと日本の間に横たわる大きな課題と言える．

オール日本体制構築の必要性

　アジアでがんを考えるときにはオール日本体制を構築しなければならないだろう．政府内はもちろん，政府間交渉も必要であるし，学界や研究機関，医療関連企業も参加する必要があると思われる．また，医療機関やがん患者の参加も必要となる．一番重要なことは，がんの患者が幸せになる仕組みをつくらなければいけないということ．そうしないと単なる机上の空論を進めるだけになる．真のアジア諸国とのがん撲滅協力体制を構築するためには，この複雑な方程式をいかに解くかが課題となる．

　この課題をクリアできたとして，次の課題となるのは何であろうか．それは，日本がアジア諸国のがん撲滅に対して具体的にどのような貢献ができるか，ということである．がん撲滅には，診断や治療の際に使用する医療機器や医薬品も重要であることは論を待たない．ただ近年は，治療だけでなく予防も非常に重要と考えられるようになった．これまでは，各国とも予防についての認識はけっして高いとは言えなかった．すなわち，がんの医療とは，がんに罹患した患者へのケアが中心とされた．しかしながら本来の医療は，がんに罹患するのをあらかじめ予防し，国民の健康を実現する世界でなければならないとの認識がなされるようになった．がんの予防の分野はまだ始まったばかりではあるが，日本がアジア諸国と共通意識を持って支援できる分野となると考える．

終わりに

　日本はこれまで，アジアの国でありつつ，アジアの国ではないと揶揄されたこともあった．アジアの世紀を迎え，日本が本当にアジア諸国と向かい合っていくためには共通の連携基盤をこつこつと構築していく真剣さが求められる．人類共通の敵であるがん撲滅を通じてのアジア諸国との連携はあくまでも，その一つのキィーワードでしかない．そして，これはがんの情報，治療術，診断機器や医療機器を生産してアジア諸国に売るということを中心に置く話ではない．日本に求められるのは，我々が背負う歴史も含めて将来，

真にアジア諸国に信頼され，連携を求められる関係を築くことこそ，日本がアジアで指導的地位を回復する最後のチャンスかもしれない．

　つまり，日本の国益を最初から前面に出して，アジア諸国の信頼を得ることはできないのである．

　これまで西欧を手本にして近代化を進めてきた日本は，今後，アジアとの連携を考えていかなければならない．そのような中でアジアの新しい考え方も取り入れた新しい科学，すなわち「東洋の科学」とも言える新しい哲学・科学をアジア諸国と連携して創生することも夢ではないかもしれない．また，がんという人類の共通の敵とアジアの中で共に戦っていければ日本はアジア諸国の一員として信頼性が増してくるのではないだろうか．

第14講　アジア協調外交におけるリアリズム

趙　世暎（韓国外交通商部本部）

東日本大震災と各国外交　国家間のかけひき

　私は「グローバリズム」と「ナショナリズム」のねじれに日頃から関心を抱いている．この問題意識はこの「アジアがん」の人たちとも共有しているものであろう．今日は，公的な立場としての公式発言ではなく一個人として話をしておきたい．

　実際の外交の現場はきれいごとを言うだけでは動かないことを実感する．「東アジア協力」や「日中韓協力」についてはいろいろとバラ色の話が多い．たとえば，経済面から「世界の GDP に日中韓が占める割合はこれほど大きい」「貿易量で言えば世界の中で占める貿易量総額の大きさはこれほどある」，だから「この地域が統合されて地域協力をしよう」「東アジア共同体が必要なのだ」という類のものだ．これは散々聞かされてきた話であるし，間違ってはいない．我々が理想として目標として目指すところでもある．しかし，現実にはどうなのだろうか．私は外交官であり，国旗を背負って，国益のために働かねばならないのである．

　「国益」を守るという言葉は非常に耳当たりのよい言葉である．先に述べた「グローバリズム」と「ナショナリズム」で言えば「ナショナリズム」に属するものだ．「ナショナリズム」は時として偏狭で，非常に狭い排他的なものになりがちである．世界史において何回も繰り返されてきたことであり，私自身も経験をしてきている．

「日中韓連携」と言っても，いつもこの3カ国の担当者が背負った国益がぶつかることになるのである．スピーチなどではゼロサム・ゲームではなくてウイン・ウインの関係をつくろうというのだが，これを言うのは簡単である．現場では非常に激しい国益を守るためのぶつかり合いが生じるのである．これはゼロサム・ゲームに近い．国家は排他的であり，つねに自国が他国より多くの利益を得られるような結果を求めることが通常なのである．

救助の受け入れをめぐって

私は通算12年間日本におり，地震にも馴れているが，2011年3月11日の東日本大震災には非常に驚いた．その後1カ月間は旅行者や留学生の引き上げなどに24時間体制で追われて，どう過ごしたかわからないような日々だった．各国政府の優先順位は1位が自国民の引き揚げ，次は日本に対する緊急支援と，この二本柱だった．韓国の日本に対する緊急支援は最初に捜索犬で，次はレスキュー隊を100人ほど派遣した．

捜索犬は韓国が日本に一番最初に入った．一番に入ると，韓国の捜索犬が一番に入ったと韓国国内でニュースにしてもらえるわけだ．したがって，一番に入ることが本国からは求められる．ただ日本の外務省の指示系統も混乱していて，それでもなかなか詳細が決まらなかった．

一方のレスキュー隊だ．韓国では何でもできることは支援してあげろと本国から大使館に連絡がきていた．そこで200人以上のレスキュー隊がいつでも日本に向けて出発できるように韓国国内の空軍基地で待機していた．受け入れのためには日本政府と交渉をしなければならなかったが，大混乱の中，時間がかかった．日本の行政システムも同時多発的な対応をしなければならないので大変だったのだろう．なかなか返事がいただけなかった．一方で，韓国本省からはどうなのかと問い合わせがくる．そうこうしているうちにオーストラリアやアメリカのレスキュー隊が日本に入っている姿がテレビに流れた．このことを日本の外務省に確認すると，アメリカのレスキュー隊は日米安保条約によって，アメリカの独自的で完結的なシステムで入ってくるという．アメリカの軍用機に乗って，在日米軍基地に到着して，米軍の車で被

災地まで移動してくると．だから，日本政府としては何一つ手を付ける必要がないという．オーストラリア隊も 20 人以上きたが，これはアメリカとの間の交渉で一緒に入ってくるという．映像をよくみるとイギリスからも 10 人ほどきていた．そのぐらいの規模だと日本政府との最終的な意見調整をすることなく入ってこられるという．韓国は 200 人規模だから，そういう入り方ができなかった．

そこで，私はまた考えた．いろいろな国の救助隊がくるが，その動機の一番大きな部分は日本人を助けたい，外国人を助けたいという部分なのだろうかと．確かに現場に行って貢献するのだろう．その反面，やはり自国のステータス（地位）を高めたい，日本に恩を売りたいという思惑があったのではないかと．

■ 囚人のジレンマからヘルスディプロマシーへ

その後，原子力発電所の爆発事故が起きた．いろいろな国が専門家を送りたいと日本に申し出て，韓国も同様だった．だが日本側はかたくなに受けいれなかった．これはなぜだったのか．日本は原子力発電所の能力の露出をいやがっていたのか．面子なのか．ともかく，このような時には国際協力よりも国益というものが優先されるのだった．

確かに日本の医師免許がなければ日本で医療行為をしてはいけないからそれはわかる．しかし，このような緊急事態で目の前で人が死んでいくというのに，身元リストやその人の仕事に非常にこだわるのだ．中国は医療船を送りたいといったのに受け入れてもらえなかった．このことについて，在日中国大使は記者会見で不満を述べた事実もある．とはいえ，これを受け入れるのは簡単ではない．岩手ではイスラエルの医療チームが活動していたが，非常に限定期に活動をしたと思う．

1920 年頃の関東大震災の際にも同じようなエピソードがある．10 月革命直後だったソビエト連邦（当時）が大規模な支援物資を積んで船を送り，横浜あたりまできたことがあった．このとき，ソ連側はソ連人民の日本人民に対するうんぬんというような説明をしたという．しかし 1920 年頃の日本は

共産主義や革命というものを非常に恐れていたから，革命をした国の「人民」からの物資だということで受け入れなかったそうだ．船は片道の燃料できているので，日本が油と食料を補給してソ連船は帰っていったという．

　政治学に「囚人のジレンマ」というものがある．たとえば 2 人容疑者を捕まえて，取り調べるときにそれぞれを隔離する．2 人とも黙秘すれば証拠がないから 2 人とも釈放．2 人ともやりましたと言えば，それぞれ 5 年の懲役．1 人が自白して 1 人が否認した場合は，自白した人間は 1 年，自白しなかった人間には 10 年の懲役となる．すると囚人は何を選ぶのか．やはり自白してしまうのだ．それで 5 年ずつの懲役となるのが一般的だというのが囚人のジレンマだ．先ほど紹介したケースはこの「囚人のジレンマ」に当てはまるだろう．

　東アジア共同体，日中韓協力，地域協力，このアジア地域で行われる投資は世界で 40％ を占める．そうは言っても現実はそんなに簡単ではないのだ．学者の方々はバラ色の未来を言うが，言うはやすしで，はたしてそれは実現できるのかと考えてしまう．そこでアジアのがんの問題である．がんは人の命の問題だ．もちろん，日中韓の投資協定や自由貿易も人の生活に関わる話ではある．

　ただ，病のがんというのはすごく個別的で，具体的で，非常に切実な事だと思う．時として，そういった個人的で切実な事柄が，国益・国家という思惑の中で，本来うまく協力できるところはできないということはないだろう，ということを今回，考えてみた．

　日中韓の国際的な協力の枠組みというのは，もう 10 年以上政府レベルでも活発に論議されてある程度実績も残っている．首脳会談を始めて，各閣僚級の会談も重ねられて，様々な協力プログラムも進行中である．ただその主題というのは環境問題だったり，テロの問題だったり，いろんな主題があるけれども，政府間，あるいは国益・国家間という性格のこういう主題になると，なかなか思うがままに進展がいかないというのも 1 つの実情である．たとえば，前述の日中韓の投資協定を例にとってみると，日中韓で投資のルールをつくって，個別のビジネスをやっている企業がより自由に心配することがない状態でビジネスができるように，環境整備をしようということなのだ

けれども，三国の政府の間で数年も交渉してようやく妥結した．その理由は一言で言えば，それぞれの立場，つまり国益が調和されないからである．早めに妥結されれば，それは個別にビジネスする方々にとっては非常にいいことである．それは分かっているけれども，大きな枠の国益にしばられて，進展がなかなかみられないということは1つのケースとして存在している．

そういう中で，がんというのは非常に個別的な案件であり，ともすれば大枠の国益の問題にしばられて，ほかの個別案件同様なかなか動かないこともあるのかもしれないが，時として，切実なそのような主題を持って，日中韓の協力のアジェンダにしていけば，それをきっかけにして，協力も進んでいくのではないのかと考えたりもしている．それによって日中韓のそのような個別案件についての協力の枠組みもまた進むというふうな効果も期待できるのではと考えている．

まだ，東アジア共同体とか，いろんな構想があり，先行きまだ長いがそれを1日でも早めるためにはこのようながんとか，個別的ではあるけれども，具体的で切実な主題を取り上げて協力の実績を積み上げていくことが重要なのではないかというふうに思う．

がんには遺伝子だけではなく，生活環境も影響する．こういうところで日中韓が協力すれば，地域で特別の病因などがわかるだろう．データも共有すればいろいろなことがわかるはずである．がん協力は人の命が助かるという切実で具体的な課題なのである．このようなテーマならば，少しは「囚人のジレンマ」や「ナショナリズム」を乗り越えるヒントがあるのではないか．「ヘルスディプロマシー」（健康外交）はひじょうにいい言葉だと思う．最近我々の世界で流行っている言葉にパブリックディプロマシー（広報外交）というものがある．外交機関だけではなく，民間企業なども通じて相手国に自国の存在感を認識させていこうとするものだ．「人の体の情報は嘘をつかない」．いい言葉だと思う．「ヘルスディプロマシー」も外交に新しい次元をみせてくれるのではないだろうか．

日中韓協力会議と「アジアがん」

　日中韓会議ではいろいろな合意も発表できた．環境や災害，教育もあるが，大学間交流なども三国間で協力していくことにも合意した．日中韓の地域協力のために各国の持つ機能を役に立てようとする「機能主義（ファンクショナリズム）」である．各国の機能，各国の具体的分野を通じて日中韓の文化大臣会議，日中韓の原子力大臣会議などを開き，三国間の協力の実績を集めて，輪を広げていけば経済や政治など各国のハードコアにまで拡大するのではないかという機能主義の合意である．私はその合意の中にある文化や災害よりも，がんを通じて行うアプローチに，具体的で切実な課題を感じる．大きく言えば，がんを通じたアプローチも機能主義の一つだと思う．それゆえにがんに関心を抱いている．

　2011年5月の日中韓首脳会談（サミット）で合意されたことを紹介しよう．日中韓三国では初となる「日中韓協力事務局」が2011年内に発足することになった．事務総長，事務次長も任命された．事務総長に任命されたのは北京で一緒に仕事をしたこともある私の先輩だ．事務局の場所は韓国のソウルに決まり，建物も借りて，2012年初頭にオープンする．三国はそれぞれファンドをだし，事務局は国際機関になる．職員は国際公務員となって外交官の特権免除も与えられる．日中韓協力事務局は，三国で合意された事項をフォローアップしていく．

　「アジアがん」については，将来的には，合意文書に入るように交渉されていくべきものと考える．合意されればフォローアップを三国がやることになる．

　冒頭で話したレスキュー部隊も韓国としては首脳会談で合意にこぎつけたい．そのような背景もあり，韓国は事務局の土地も提供して事務総長も韓国からだすことになった．三国間の駆け引きは，給料などにも及ぶ．相場も違うから日本の事務次長ならばいくら，中国ではいくら，と調整しなければならない．非常に手間のかかるプロセスだったが，これはクリアできた．

　その駆け引きの最中に事務総長に内定していた先輩が東京に調整のために訪れて，久々に雑談をした．その際に私は「先輩，事務総長は三国を代表す

るのだから，韓国籍を離れているという認識を持ってください．脱ナショナリズムですよ」と伝えた．30年間外交官をやっていると，韓国の旗を背負って国益でぶつかることが体に染み付いているからだ．先輩は「それはいいことを聞いた」としっかりとメモをしてくれていた．

国益を背負っていると，もう少しでできるかもしれないという切実で重要な課題ができなくなる，留まってしまうということがある．このような状況を少しでも取り払い，日中韓協力事務局で実績をつくっていきたい．

Q&A ── 講義後の質疑応答

Q 日本では東日本大震災が起きるまで，TPP（環太平洋経済連携協定）を結ぶことが最も重要な政治課題になっていた．その後は，大震災や福島第一原子力発電所の事故対応へと政府は追われていった．それではなぜ日本がTPPに熱心だったのか．たとえば経済産業省などが熱心に主張していたことは日本は韓国との競争力に負けてしまうということだった．韓国がアメリカとのFTA（自由貿易協定）を締結すればますます日本は輸出競争力で韓国に劣るのだと．それと，日本の原発事故や震災対応についても含めて韓国や世界でどのように受け止められているのか．

A 世界では通常FTAと呼ぶものが日本ではEPA（経済協力連携）と呼ぶことが多い．FTAについてはいろいろな主張や論争があるが，政策現場にいるとどうしようもない大きな流れ，枠組みが存在する．議論の余地があるにしても止めようがないものがあるのだ．グローバリゼーション，貿易の自由化などもその一つで，これらは一つ二つの国が問題提起をして抵抗しても止めることができない．FTAはまさにその一つである．FTA締結は富国強兵，国を発展させたい，成長させたいというのが目的だ．日本ではこれに乗るか乗らないかという論争があるが，政策現場レベルではこれに乗らないという選択肢はないだろう．日本はもうGATT・WTO体制には乗ってきているのだ．今は朝鮮民主主義人民共和国をのぞいてほとんどすべての国がこの流れに乗っているだろう．日本もここまで成長してきたのはGATTウルグアイラウンド体制に乗ってきたからだ．韓国もアメリカも同じである．これは，乗ったからには降り

ることはできない．この考えは敗北主義かもしれないし，正義ではないかもしれないが，政策現場の選択肢では乗るしかない．韓国だけが降りたとしても，日本だけが降りたとしても，この流れを変えることはできない．そうなるとどうなるか．積極的に取り入れて自国の利益を拡大していこうとなる．これはまさにナショナリズムの世界である．

　韓国ではここ 10 年ほど非常に激しく FTA という分野において先頭を走ってきた．この FTA の分野では韓国の選択肢が正しかったと思う．これは私が公務員としてプライドを持っている分野でもある．ある意味，韓国は 100 年前に日本の植民地にされ，経済的にも日本でずっと遅れていた国だ．日本との格差はいまだにある．ただ，FTA の分野で言えば日本の先を行っている．アメリカとも EU（欧州連合）とも署名した．日本の官僚の中にはそこへの焦りもあるのだろう．それは当たり前だ．TPP もそのような背景からきているのではないか．

　実は韓国が FTA で先行するのは，そう簡単な話ではなかった．韓国が徹底的に先行することになったのは，アメリカの交渉だった．韓国はアメリカとの交渉を 1 年でまとめたが，その 1 年間は国論を二分するような大きな騒ぎになった．日本での 60 年安保闘争だと思ってもらえればいいだろう．それを政府が乗り切ったことは大きな決断だった．

　日本の TPP は菅直人首相が 2010 年の施政方針演説で突然話したことだった．私も FTA の専門家だが，TPP という存在を知らなかった．これを聞いたときに私はこれはできないと思った．TPP は小さい国が 4，5 カ国集まって，2015 年までに関税を 100% 自由化するという取り決めだからだ．実はアメリカは砂糖に弱い．かつてアメリカはオーストラリアと貿易交渉しているときに一番敏感に反応していたのが砂糖で，結局アメリカは砂糖の市場を開放しなかったからだ．

　これはあくまでも現時点での私の考えにすぎないが，そう考えるとアメリカは最終的に TPP に入るが，100% の開放からは後退するだろう．94% か 95% になるか．一方で日本だが，90% など高いレベルの市場開放はできないだろう．韓国とアメリカの開放率は 95% より上で 97% だ．韓国と EU も 95% より上だろう．自由化レベルがかなり高い．一方，日本がこれまで締結した EPA でそこまでハイレベルのものはない．さらに日本国内では与党の中で 100 人以上が反対しているとなればできるはずもない．一方，日本は EU との

間で EPA を進めるということになったが，これはどうか．EU は日本の隣国である韓国と 95% におよぶハイレベルな EPA をやるわけである．となると日本と EPA をやる場合には，これより劣る 80% などの EPA を EU がやる理由はない．なぜなら日本が EU と本気で交渉を続けるとなれば相当な政治的決断を迫られることになるからだ．

Q FTA では関税だけが撤廃されるわけではない．一方でゼミのテーマである，アジアがん連携はグローバリズムの延長にある話とも思える．国と国との間にある医療の障壁をなくそうということだ．日本の反対論の中，これをどのように扱うべきか．

A 皮肉だが，それは事実だ．FTA は国の壁を取り払うことだ．FTA の人的移動には，医療などのサービスも入るが，医療などはなかなか開放されない．ただ FTA は既製服ではなくテーラーメイドだから交渉次第だ．韓国と日本は教育内容も似ているし，病気の現状も似ているからできないことはない．FTA というもので壁を取り払う中で，富国強兵的なナショナリズムを取り払うこともできるかもしれない．

Q 医療は安全性ということで各国の規制が非常に強い分野である．日中韓の厚生大臣会合でもこれまでいろいろな議論が出てきたのだが，細かな点で対立しうまくいかなかった．しかし日韓は人口は少ないし，疾病対策は集団が大きくなるほどいろいろな意味で開発しやすい．利益など，お互いにとって実現できるものが結構あるはずではないか．ところでここ数年，韓国のトップダウンの早さを感じるのだが，やはり国内的にもそう感じるか．

A もちろん．先日も講演会である中小企業経営者が話していたが，たとえば同じ部品でも日本国内から発注すると 1 カ月かかるが，韓国に注文すると 1 週間で入ってくるそうだ．品質は違うがたいして変わらないので韓国に注文するという．スピードでは韓国にはかなわないという話は最近よく聞く．

Q それは李明博政権になってからか．

A いえ．それはある意味韓国にはハングリー精神が強く残っている現れだろう．実は日本国内のマーケットは非常に大きいから，日本企業は外に出なくても大丈夫．伝統的に日本は貿易依存度が低い．韓国の貿易依存度は 90% 近くいっ

ているし，オランダなどは 100% を超えている．貨物の分野でも日本は韓国の競争相手ではない．大韓航空が 100 とすれば，日本航空の扱いは 20 程度だ．今世界中でもっとも便が多いのは東京・札幌間で，さらに日本は交通費と宿泊費が格段に高い．とすれば JAL や ANA はあえて海外で競争しなくても国内で十分儲かるわけである．しかし韓国はマーケットが小さく運賃も安い．だから海外に出るしかないのだ．おかげで韓国の仁川（インチョン）空港は，6 年連続で「世界最優秀空港賞」の評価をいただいている．

Q　国益とご自身の考えが矛盾する場合，どのような行動を選択されるのか．
A　国旗を背負って仕事している中で私の中の価値観を調和させることはできていると思っている．幸い今まで極端な悩みを抱えるような場面はなかったこともある．たとえば韓国が軍国主義というかかつてのナチスドイツのようになってしまえば，それには与しないつもりだ．私が公務員になったのは 1984 年で，当時の韓国は全斗煥政権であり軍事独裁政権だった．私は基本的人権が制限されている時代に，大学を卒業して公務員になった．正直言って外務省に入るときにはかなり悩んだ．軍事独裁政権なのに公務員になっていいのか，と．しかし軍事独裁であっても外交は必要だと自分を合理化した．日韓関係や韓米関係などにおいて日頃の外交作業は必要であるのだ，と．それに加えて平の事務官が軍事独裁にそんなに貢献することはないだろう，と．ただ公務員になってから青瓦台（大統領府）にこないかと誘われたことがあった．大統領府にいくことは公務員として出世の道である．しかし私は大統領府ではあまりに軍事政権に近すぎるという考えでお断りした．表面上は事を荒立てないように申し上げたが．これは小さなことだったかもしれないが私は自分の良心に従ったつもりである．この昔の厳しい選択に比べれば「国益」や「ナショナリズム」などの葛藤はなんでもない．

第15講　帰亜親欧
　　　　——日中の関係をどのように築いていくか

加藤紘一（前衆議院議員，公益社団法人日中友好協会会長）

　2010年10月に尖閣諸島における中国漁船衝突事件が発生し，日中関係が危うくなったことがある．私は長年各国の外交を観察してきたが，国民を沸き立たせ，国民をひっぱっていくものの1つが領土紛争だ．日頃国民からバッシングを受けている総理大臣でも，相手国に激しい言葉を投げかければ，政治家として国民から評価される．しかし，これには必ずしっぺ返しがやってくる．日中間での国境争いはできるだけ避けたほうがよい．

中国と領土紛争

　かつて中国はロシアとも国境争いをしていた．1969年に中国語で珍宝島，ロシア語ではダマンスキー島と呼ばれる小さな島で中ソ両軍が軍事衝突する事件が起き，国境紛争にまで発展したことがある．1991年の中ソ国境協定により中国の黒竜江省に所属することで解決したが，中国の指導者達は，「われわれには13億人の民がいる．4億人死んでも残り9億人がいる．奥地に入って最後の1人になるまで闘う」と言っていたらしい．
　このようなことが起きないよう，自民党と外務官僚の間では，中国とはできるだけ国境争いをしないよう取り決めていた．鄧小平氏（1997年没）が中国政治の中枢にいたときも，日中間にはまだまだ解決しなければいけない問題があったが，現時点では現状維持につとめようと日本は決めていた．
　しかしながら，私から言わせてもらうと，尖閣諸島の問題が生じたとき，

民主党政権は当時の日中間に関与していなかったため，このことを理解していなかった．事件発生当時の前原誠司国土交通大臣は，領土問題を本気で解決しなければと思ったようだ．

　このような事件が起きたせいか，中国が何かをすれば日本の世論は「中国の陰謀」と思ってしまう傾向にある．中国の日本へのレアアース輸出中止問題もその1例である．尖閣諸島問題が起きる3カ月前に，中国は自国で使う分しか生産しないと発表した．レアアースは世界中どこでも生産できるのだが，精製する段階において硫酸などで処理するため，土地を汚染してしまう．したがってアメリカやカナダも生産を中止し，中国も中止することにした．このため日本はモンゴルやベトナムからレアアースを輸入することになったのだが，尖閣諸島の事件が起きたために，日本は尖閣で中国に脅されたという世論になり，役人もレアアースに関する事実を発表できなくなってしまったのだ．そうこうしていると，今度は中堅ゼネコンのフジタの社員6人が中国で軍事施設に侵入した容疑で監禁されてしまった．こうして，日本の世論においては，どんな事件が起きても中国政府がけしからんという雰囲気になってしまったのである．

　この背景には何があるのか．やはり，中国経済が急激に成長していることがあるだろう．日本は経済だけは中国に優位していると思っていたが，その地位を中国に奪われてしまい，そのことへのあせりがあるのだろう．

　それでは，実際の中国の経済力をどのように評価すべきか．6年前，ヘンリー・キッシンジャー元米国務長官は，「中国が米国の競争相手になるには，あと50年，60年かかるだろう」と言っていた．周恩来（1976年没）も同じようなことを言っていた．中国が急激に世界経済を仕切れるようになるかと言えば，それはないと私も思う．今，中国は世界2位の経済大国というが，GNP（国民総生産）では45兆円ほどだろう．日本も45兆円ほど．日本の人口は1億2,500万人で，中国は13億人だから，人口1人当たりのGNPは中国は日本の10分の1にすぎない．中国の指導者たちも「我々はそんなに国力はない．全国民1人当たりでみれば頭の痛い話だ」と言っている．

外資依存の中国経済

次に中国経済について 2 点述べたい.

一つは輸出経済. 中国は対外輸出をして, 外貨を稼いでいる. 富裕層も増えてきたが, 実は中国の輸出の 51％ は中国資本の輸出ではない. 中国には日本やアメリカから直接投資が入っている. たとえば日本のパナソニックも中国に工場を持っていて, テレビや家電製品を中国の安い人件費をもってして輸出している. 51％ はそのような外資による輸出であって, 中国の国営企業による輸出は 49％ ほどだ. もし人民元の切り上げがなされれば, 輸出能力はぐっと落ちるだろう. 今から 40 年前の 1972 年に日中国交が正常化したが, 当時は 1 人民元＝150 円だった. 今（2012 年 1 月）は 14, 15 円くらいとなっており, 約 10 倍である. これ以上, 人民元が切り上げられたら中国経済は大変だろう. 安い労働力を使って輸出をしていくことは中国に必要なのだが, 国内の不平等については議論もされずに, 沿岸部の上海, 福建, 大連などの経済発展ばかりが目につき, 世界中で軋轢を生んでいくことになるだろう.

私は公益社団法人日中友好協会の会長をしているので, しばしば上海や北京を訪れる. しかしながら, もっとみなければいけないと思うのだが, 地方都市はあまりみていない. 以前, 黒竜江省の農村に行ったことがあるが, 目を覆わんばかりの貧しさだった. インターネットで情報が共有されるようになり, 沿岸部の豊かさは中国全土でみられるわけだから, 中国はこれから大変になるだろう. 以前, 台湾の李登輝総統と話をしたことがある.「13 億人をコントロールできる一人の指導者が生まれるとは私は思いません」.「そうでしょう. 香港もマカオも台湾も全部一つの中国圏として連合体という形しかないのではないでしょうか」と応じると「私もそう思います」と彼も同調した. これらの問題に習近平がいかに取り組むか. 大きな課題である.

日本の中国国債購入合意

二つ目は, 2012 年に入り, 中国経済がどうなるかわからなくなってきた

第IV部　グローバリズムとナショナリズムの超克

ことである．

　2011年11月下旬に野田佳彦首相が訪韓した．このとき李明博大統領と野田首相の間で5兆円規模の日韓通貨スワップ協定が締結された．これはお互いに5兆円を必要なときには融通し合う協定である．韓国にも日本がかなわないような企業があるが，韓国政府は外貨準備が数十兆円しかないので，それらの企業の資金を運用しているのではないだろうか．運用先を少しでも間違えると，今の国際為替市場では簡単に金を戻して使うことはできない．さらに日本はインドにも2，3兆円のお金を貸しているし，最近では中国の国債を大量に購入することにも合意している．日本だけがいまだに支払い能力の裏付けのある国債を発行できる国となっているため，今アジアの金回りを日本が心配している状況である．

　とはいえ，中国は国際金融面に相当注意していた．1つの例が2008年9月15日に起きたリーマン・ショックの年のことである．私はこの年に日中友好協会の会長に就任したため9月初めに訪中し，胡錦濤主席との会談が設定されていた．そこで，「私はアメリカ発の金融危機が出るような気がしますよ」と話した．「そのときアメリカを助けられるのは日本と中国とアラブの産油国しかいません．私は国際金融問題を避けるためには日本はアメリカを助けざるをえないと思いますが，中国はどうしますか」と聞いた．胡主席は「日本と一緒に，きっちりまとめましょう」と言った．それから数日してリーマン・ショックが起きた．

　それほど国際金融問題を警戒していた中国なのだが，2012年は経済状態がゆらぐだろう．中国でも国民は貯金をするのだが，その貯金は国に集められて政府が国営企業に貸し出している．国営企業は国から借りているのでなかなか返さない．一方，一般的な企業は公定歩合の2倍も3倍もの金利で金を借りているが，最近は貸し剥がしを始めている．中国金融はいまバブル経済だが，それが崩れそうなのである．中国がそうなれば，日本も影響は受けるだろう．

「帰亜親欧」

　私は農林族であり，自由民主党の農林族を代表してどう発表するかを担当している．ただ TPP（環太平洋経済連携協定）の話が出てから，私はすぐに反対とは言わなかった．なぜかと言えばアメリカの意図がわからなかったからである．アメリカでつくる米を日本は買っているし，日本人が食べている牛肉の 6 割は海外から輸入している．小麦も大豆も輸入している．甘味資源だけが自由化されていないが，これを自由化すれば，アメリカはキューバなど最も安い国と競争しなければならなくなる．しかし国内世論をみれば農業側が TPP 反対であり，農業問題さえクリアすれば TPP は進むというセッティングがなされている．

　実は自由化をして一番困るのは厚生労働省ではないだろうか．先だって韓国とアメリカは FTA（自由貿易協定）交渉を進めている．韓国では自由診療（保険外）と自由報酬で医療を進めていこうとしている．そうすれば当然ながら，いい医者と看護師は報酬の高いほうに流れていく．今，韓国議会で FTA の議論がされているが，国内の国民医療保険制度において大問題になるだろう．

　日本では国民皆保険制度だから，たとえば胃カメラを飲んでも窓口負担が 3 割だから 9,000 円程度ですむ．心臓カテーテル検査などの場合，アメリカでは民間保険に加入していなければ数百万円とられるのではないか．日本では国民保険に入っていれば高額医療上限があるから医療費は最高でも月 6 万円程度．総理大臣でも一般庶民でも医療費は同じだ．このような素晴らしい制度はない．しかしもし医療が自由化されて日本で自由診療が導入されれば，心臓カテーテル検査でも 30 万円はとられるだろう．

　なぜ中国の話で韓国の例を出したかと言えば，TPP とは，日本が ASEAN（東南アジア諸国連合）や中国といかに連携していくのか，それともアメリカ中心のグローバル体制でやっていくのか．どちらにいかに日本を引っ張り込むのかという話だからである．今 GNP で世界 1 位はアメリカで，2 位は中国，3 位は日本だ．10 年後にはインドが 4 位になるのではないかと言われている．つまり 4 位までのうち 3 カ国をアジアで占める時代になる．

アメリカはEU（欧州連合）から外れているので経済圏はNAFTA（北米自由協定）だけである．そのようなことで，日本とアメリカで中国の市場を開放させたいのだろう．とはいえ中国もすでに市場開放はしている．ただ，中国はいまだに法律ではなくて人が治めている．中国では同じ品物を買うにしても人間関係がしっかりしているところから買う．通関業務だって，気に入らなければ3カ月くらいかけるし，一方，人間関係ができていれば3日で通してしまうこともあるほどだ．アメリカは中国ビジネスの人間関係で勝負をすることができないだろう．

かつて明治維新以後の日本には3つの目的があった．「富国強兵」「殖産興業」，それに「脱亜入欧」である．「脱亜入欧」は福澤諭吉が言った言葉だが，我々の発想はいまだに脱亜入欧そのものである．西欧諸国の振る舞いが哲学的にも正しいと考えている．この脱亜入欧を変えなければならないのではないかと私は考えている．現実にはもはや脱亜入欧の時代ではない．タイで大洪水が起きれば日本企業が赤字にもなるのだ．そこで私は脱亜入欧に変わる言葉がないかと，哲学者の梅原猛氏に何か良い知恵はないかと相談した．梅原さんがおっしゃったのは「帰亜親欧」だった．なるほどと感服した．

Q&A ── 講義後の質疑応答

Q 日本は中国と農業面ではどのような関係を結べるか．

A 2011年11月にAPEC（アジア太平洋経済協力）がハワイで開かれたときに，日本はTPPへの交渉参加をどうするか態度表明を迫られたが，同じ11月にはインドネシアのバリでASEAN＋3が開かれ，経済連携について話し合われていたことに注目すべきだ．この会議では，参加国がお互いの国内事情を配慮する話し合いがされている．たとえばアジアのある国では自動車がまだ未熟な産業である場合に，市場開放をすればトヨタ自動車と丸裸で喧嘩をしなければならなくなる．だからASEAN＋3ではそれを避けたい．1対1で自由化交渉をしていきましょうということになる．

Q 中国と日本の文化的な面での協調関係にはどのようなものがあるのか．

A これまで日本はアメリカに追随して脱亜入欧をして経済発展をしてきたが，このまま製造業を主流としていくかどうか，ここ 20 年ほど悩んでいる状態だ．製造業は先進国ではもうやれない状況ではないだろうか．グローバリゼーションにより関税は安くなり，製造特許をとることが許されない雰囲気にもなっている．これからは中国，韓国，インド，ベトナムなどが製造業を担っていくのだろう．日本はアメリカに従って先進国になったが，どのような国づくりをすべきか，判断できない状況になっている．私はこれからの時代はそれぞれの国の文化や個性で社会づくりをしたほうが面白くなるのではないかと思っている．

　面白い国は韓国だ．世界的なビジネスをしながら，文化もきちんと守っており，先進工業国の経済と文化が混合していて非常に面白い．このことは中国も意外と早くから気づいているから，今の経済政策に急ブレーキをかけるときがくると思う．

　このような世界状況で，日本がとる道は国づくりの悩みの過程を世界に教える先進国であるべきではないだろうか．とはいえ経済発展を止めるわけにはいかないから育てる産業が必要になる．それは基礎科学技術，医療だろう．今のライフサイエンス（生命科学）では神経細胞も再生できるわけだ．私の単純な夢は日本の総理大臣が国連総会に行き，「全世界の盲人の皆さん，日本にいらっしゃい．見えるようにしてあげましょう」と演説することだ．そしてこの治療で高額の医療費をとる．もちろん治療にくる外国人からとるわけにもいかないから，それぞれの国の医療保険から支払ってもらうという同意書をもって来日してもらう．そうした，膵臓がんの人を治したり，脊髄損傷を治したりする国にしたい．

河原　アジア内部をバイオサイエンスでつなげ，アジア連携するということだ．

赤座　先日，中国を訪れた際，2011 年の医療に対する投資が 11 月で 2 倍になったと地元紙が報じていた．理由は中国の人口が高齢化しているから．もう 1 つの理由は国民医療保険制度が 90% を網羅したからだという．だが，この点をあらためて確認したら次のようなことだそうだ．中国には保険が 2 つあって，都市部の人は 3 割負担だが，農村部は 1 割も負担されないというのだ．しかも農村部では上限が決まっており，7 万円程度までしか医療費は支払われず，しかも残りは前払いをしなければならないという．この点に中国のしたたかさを感じる．最初に差別をし，階層をつくるシステムにすることによって，医療費

を調整できるようにした．これでうまく調整できて，国民の欲求不満を吸収できる．日本では国が医療費の7割を負担してくれているが，今後どうなるかと考えた．

A　だから，アメリカではクリントンが国民皆保険制度を導入しようとして頓挫した．アメリカは働いて金を持っている人はいい医者にかかるのは当たり前で，アメリカは社会主義ではないという考えだ．だが，中国はアメリカとは違う国の成り立ちだからいずれは日本と同じように国民皆保険の道にいかざるをえないだろう．中国では衣食住が満たされてきて，次に必要とされるのは医療なのだろう．

赤座　中国の学会では上海など沿岸部のよいデータばかりが公表されるが，地方はひどい．この格差を表に出さないと中国の医療の実態はわからない．

Q　日中間では共通の歴史認識を築けなければ連携できないのだろうか．日本は歴史認識問題や戦争責任はアメリカに追随することによって，避けてきたのではないかと思うが，中国の上層部ではこの点を外交上いかにとらえているのか．

A　日本が何万人もの軍隊を中国に送り出したということは，日本人は強く認識しなければならないことだ．1915年頃から日本は間違い出した．中国はすべて反対していたのに軍隊を出したのだから．では中国の上層部ではどのような対日歴史認識があるのかと言えば，家族や親族が殺された場面を目撃している人は多いのに，だいぶ抑えていると思う．傷つけられたほうはなかなか忘れないものだ．そのことを日本人が忘れてしまうということは，品格のない行為であろう．中国の指導部側としては，このことさえわかってくれれば，前向きに日中関係を築いていこうとわかってくれると思う．

第 V 部
がんと文化を考える

　社会科学的な視点の枠組みからがんという疾病構造の変容をみていくことは，医療政策学的にも意味の大きいことだが，その一方，こうした視点では，その時々のディシプリンの政治力学も働き，恣意的な言説に誘導される危険性も孕んでいる．ひとは文化というものを繋いでいくことで「生き延びる力」を安定化させ，その可能性を広げてきた．アジアの文化の多様性は，医療連携における統一的対応の障碍ともなりうるが，ひとと病の関係性には普遍的な姿勢がある．寄る辺なき人間存在のあり方をたどり，大枠の社会の制度に回収されない日々の暮らしのありようのなかでひとりの人間としてがんをみつめる姿に，アジアのがんを乗り越える智慧が埋め込まれている．

第16講　がんという文化

永　六輔（放送タレント）

　ちょうど1年前（2010年）に「がんと文化」で東京大学で講演があって，そこでぼくは「がん」だと紹介された．

　ぼくは小さい頃から病院暮らしで学校に行っていない．小学校6年のときに体があちこち腫れて，昭和14年に聖路加病院（東京都中央区）に今は問題になっているラジウム治療をするために入院した．毎日，鉛のよろいみたいなものを着させられての放射線治療．ぼくは浅草の寺の子だったので，多少は生活に余裕があってね．寺の子が聖路加のようなクリスチャンのところに行っていいのかなというのはあったんだけど，聖路加では朝の賛美歌が気持ちよくて好きだった．でも戦争が激しくなってきた．聖路加の先生から，「今はラジウム治療でどうにかなっているが，長野に疎開したら，覚悟してください」と言われて．でも長野に疎開したら，めきめきよくなったんです．それ以来，近代医学を信用しない．というより，どちらかと言えば敵視しながら昨年の11月まで丈夫でした．

パーキンソンとがんが併発

　ところが昨年末からやたらと転ぶようになった．なんでこんなに転ぶのだろうと思ったら，パーキンソン症候群だと言われて．
　立ちくらみや，ろれつがまわらなくなる．今，ぼくの話，ちゃんと聞こえてますよね？　自分でしゃべっていて何を言っているのかわからない状態に

なった．文字を書いても今なら「赤い」と書こうと思えば書けるのだけどそのときは書けなかった．それでこれはなにか病気に違いないと思って病院に行ったら，「パーキンソン病だ」と．それと前後して，「がんです」と宣告されたのが1年前の東大．

でもぼくはパーキンソンのほうで頭がいっぱいで．パーキンソンのままならば仕事ができない．放送の仕事ができなくなる．全部やめてどうするか，と．だから，がんですと言われても，「ああ，がんですか」というくらいだった．告知って，「がんですよ」と告知できる医者と，それを受け止めることのできる患者と，その患者を医療施設でバックアップできるところでなければしちゃいけないとずっと思っていたけど違った．

ピンクリボン運動，小沢昭一，宇野重吉，がんとパーキンソンが同居

その前にね，ぼくとがんの関わり合いを言いますと，ぼくの鞄にピンクリボンがついていますよね．ぼくピンクリボン運動（乳がん撲滅運動）を25年前からやっているんです．今日も会合があってそこから来たんですが，マンモグラフィー（乳房X線撮影装置）のデータが日本とアメリカでは随分違う．アメリカは受診者が80％を超したのだけど，日本は20％にもいっていない．この差はなんなのだろう．日本では大勢の女性が自分は乳がんにならないと思っているに違いないと思う．ここの会員は，男はぼく一人です．そういう意味で，ぼくとがんとのかかわり合いとは，乳がん．珍しいけど男性でも乳がんの患者はいるんですよ．だからすぐに乳がんをしらべるようにという運動の手伝いをしている．ピンクリボン．これ，おしゃれでしょう？

ぼくの仲間でもがんと闘っている人は大勢いて，二つのタイプがいる．「民藝」という劇団があって，ここに宇野重吉さんと滝沢修さんという名優二人がいて，二人ともがんになった．

筑紫哲也にしろ，鳥越俊太郎にしろ，がんと告白するとみんなわっと話題にしてワイドショーに出てね．でもぼくが，比較的みなさんがみているNHKの番組で「がんだ」と言っても，だからどうしたんですか，みたいな．ぼくの場合は，その前にパーキンソンで大騒ぎしちゃったから．ときどき，

自分はがんではないんじゃないかと思ってしまう．パーキンソンもときどきパーキンソンではないと思ってしまう．

死は日常

　ぼくの中ではがんとパーキンソンが同居してます．パーキンソンはいろいろな兆候が現れてきて，昨年ぼくが転んだのは「前傾衝突型歩行」という名がついている．前に傾いて，つまずきながらおっとっとっと，と歩いて，手すりとか，塀とか，何かにつかまらないと止まらなくなってしまう．それでぼくは転んで骨を折ったりしている．
　パーキンソンって人の名前だけど，人の名前がついているものって難病なんです．だいたい50種類くらいの難病に人の名前がついている．アルツハイマー，メニエール，ベーチェットとかいっぱいいる．これらは全部なんだかよくわからない病気．唯一言えることは「治らない」ということ．よくならない．だから，ぼくはパーキンソンが治ってきたときに，「治りました」ってNHKでしゃべっちゃったら，パーキンソン友の会とか，専門のドクターとかから，「あれは困る．難病は治らないんだから，治る！　と，はしゃがれるとほかの患者さんに申し訳ない」と言われた．これはぼくがお医者さんに申し訳ないということになるんでしょ．
　治ったと言うと，お医者さんを紹介してほしい，薬を紹介してほしい，病院を紹介してほしいというのがやたらとくるんです．でもぼくはそれを一切していない．しないと，自分だけ治ればいいのかと言われちゃう．でもぼくは開き直って，それでいいんですよと．これには理由がある．お医者さんをメディアで紹介すると行列ができちゃう．当たり前ですよね．それはそのお医者さんの迷惑になっちゃうから，名前や病院は絶対に言わない．ぼくはパーキンソン騒ぎでがんはどうでもよくなっちゃったわけだけど，女房もがんだったし．
　寺の子は家では小さい頃からお葬式になれているんだよね．日常なんです．だから，小さいときからお盆とかお彼岸でお参りにくるおじいちゃんやおばあちゃんには優しい人がいて，お菓子とかいろいろくれたりするんだけど，

そういう人たちのお葬式を必ずうちでやるわけ．だから人が死ぬということは小さいときから覚悟してきている．だから「あなたががんです」と言われても受け止められる．それにぼくは乳がんについて本当に勉強した．だからぼくは，がんって言われて驚かなかった．

一方で大騒ぎする人もいる．これが悪いというわけではなく，文化として命を考えることが教育の中にない．あるいは医学という学問の中に，命の問題はあるけど死の問題はない．最近は看取りの学問とか在宅ホスピスの運動というものも出てきているけど，死というものを考えないような風潮は残っている．

だから地震や津波があってもぼくらは驚かない．空襲をみているから．がれきじゃなくて人の遺体が積んであるのを子どものときにみている．でも今は東日本がんばれ，なんておかしな話で地震にしろ津波にしろ受け止めなければいけない．原発のほうで騒いでほしい．十数年の単位ですから．

いい医者，いい患者

笑い話になっちゃうけど，ぼくはリハビリでもなんでも，いい患者でありたいと思って努力している．いい医者といい患者がいい施設にいることが，いい医療だとぼくは思っていますから．それで複数のドクターに，いい医者とはどういう医者なのか条件をつくってもらったの．

まず1番目は，話をよく聞いてくれる医者．2番目，その話がわかりやすい医者．3番目，薬に頼らない医者．4番目，病気だけじゃなくて暮らしの注意をしてくれる医者．5番目，専門医を紹介してくれる医者．6番目，患者当人だけじゃなくて，その家族の気持ちも理解できる医者．7番目，自分の暮らしている地域のそのほかの医療施設にも詳しい医者．8番目，セカンドオピニオン（主治医以外の専門家の意見）が紹介できる医者．9番目，悲しさや寂しさだけじゃなくて，むなしさがわかる医者．10番目，本当のことを言ってくれる医者．

これがぼくが医者から集めたいい医者の10項目です．

それではと，いい患者も10項目にしたほうがいいので，患者側から10項

第16講 がんという文化

目を集めた.

1番目，医療ミスや誤診ごときで驚かない患者．2番目，病気に詳しくなって自分で病名を決めない患者．3番目，いい患者は同じ病気の医者を探す．4番目，いい患者は医者を選ぶとき，職人タイプの医者を選ぶ．5番目，自分と同じ趣味の医者を探す．6番目，いい患者は命の終わりを考えない医者を探す．7番目，いい患者は病因で気取らない．8番目，いい患者は遠くの医者よりも近所の獣医．本当は医師法違反だからいけないけど，獣医の薬でも腹痛や風邪とか簡単なものなら大丈夫．9番目，いい患者は奇跡を信用しない．10番目，いい患者は，医者がご臨終ですといったら死んだふりをする．これは患者たちでわいわい言いながらつくった．

こうみると医者と患者が考えていることには非常に格差がある．さっき言ったように，ぼくは医療をあまり信用しない．体は年老いてくる，疲れてくる，事故が起こる，いろいろあるけれど，それもあるままで受け止める．驚かない，という感じだけど，医者のところへ行ったら，その医者にとっていい患者である努力をぼくはしている．

ぼくは体中にガングリオン（結節腫）がある．これはがんとは違うけど「ガン（がん）」という言葉がついている．「がん」という響きっていやでしょう．もし「ぽん」という名前ならばぜんぜん響きが違う．でも「がん」イコール「死」，「がん」は「まもなく死ぬ」というイメージをつくってきたのも文化です．その「がん」といかに向かい合うか．向かい合うのも文化ですよ．

参加者との会話

河原　がんと文化ということで私たちがたてた問いに最も今日は答えていただきました．

永　この夏のお盆も東北は大変だったのね．お盆とかお彼岸とかっていうのは，お祭りも含めて文化じゃないですか．盆踊りにしたって今でこそ大騒ぎしている

けど，昔は迎え火をして送り火で，明かりをつけない．電気ができちゃっているから照明をあてているけど，昔は松明だけで照らされていた．だからその暗い中で踊っていると，だれが踊っているのかわからない．どこか死んだお母さんに似ているシルエットが踊っている．遠目にはそういうふうにみえる．そういうのが盆踊りだった．ところが照明がつくようになって，スピーカー，スポットライトまで置かれて，いまや宗教や文化なんてどこかにいっちゃっている．がんも治療とは別に，がんの受け止め方と文化がどういうふうに寄り添っているか．そういうものが日常的な生活の中で，教育の中で埋め込まれていればいいのだけど．

　さっき乳がんの集まりの話をしたけど，行くときには必ずリクエストがあるの．「頼むから笑わせてください」って．しかもがんで．がんでがんの患者を笑わせることがいかに大変なことか．パーキンソンも同じ．笑わせてくれって人と笑いものにしないでほしいって人と．これもがんと文化が背中合わせということ．皆さんは楽天的ですか．

──私は，治そう治そうと治療ばかりをしていてホスピスとはまったく逆のことをやっているのですが，治療している病棟よりもホスピスのほうが明るい．もちろん治療で明るくとらえるかたもいるわけで，私も笑わせようとして，ずっとそれができませんでしたね．日本という国はほんとに患者の集会にいくと見事に暗い．陽気な人がいると浮いていますね．

──先ほどの話で気になったのが，いい医者いい患者の話で，「患者は命の終わりを考えない医者を探そう」とおっしゃっていてそれが気になってしまって．私は命の終わりを考えているからだめな医者なのかなと．しかし，患者さんにあなたはもう終わりだよなどと言わないし，ホスピスでもいつ終わるという話はしないのですが．

永　美輪明宏さんという人がいて，その人はしょっちゅう天草四郎と一緒にいる．何かって言うと横をみて同意を得たりする．ぼくにあうと「永さん，こんにちは」って，ぼくの肩あたりに挨拶するから，それはやめてくれって言っているんだけど．それで美輪さんに「だれがいるのか」って聞いたら「天草四郎の家来だ」だって．それはいいとして，誰かがここに先祖がいて，見守ってくれていると思うと寂しくないよね．宗教を有機的に組み入れるって今必要なんでしょうね．

第16講　がんという文化

なんでお焼香して，お盆，お彼岸があるのか．お盆のときに渋滞するのだって，みんなどこかにお先祖様にお参りに行っているわけだから．あれは文化です．

—— 文明は知識である，文化は知恵であるという言葉がひじょうに印象的でした．永さんは「お寺は風景だ」と言ったけど，今はお寺も形骸化していてそれに応えていないなと思う．文化を担ってきたお寺をとらえなおさなければならない，知恵としての働きを考えなければならないと思った．

永　薬師寺とか薬師観音とかありますけど，お寺はもともと病院なんですよ．仏教的要素は医療ととてもつながって重なっているんだけど，その要素が今のお寺にはない．たとえば渥美清さんはお金がなくて，さる有名な新興宗教の病院に入ったの．昼間は大学から先生がきて渥美さんを治療するんだけど，夜になると宗教関係者がきて，信仰が足りないから病気になるんだ，薬なんか飲んじゃだめだと取り上げてしまう．宗教と共存しているんだけど背中を向け合っているわけ．あれはなんなんだろうか．中には祈って助かる人もいるけど．

　17年前，神戸で地震の直後に被災者向けのFM放送をつくったの．そのとき，仏教，キリスト教，神道，いろいろな宗教の番組をつくった．神戸に多いイスラム教の番組もつくった．そうしたら，番組で神様をののしる．「神はなんでこんなことをしたのか．なんで地震が私を襲うのか」「イスラム，モハメッド，私はあなたを許さない」って言っているの．そういうのって神道や仏教にはないでしょ．（番組関係者は）みんな感動していた．お釈迦様に賽銭とかいろいろしているけど，やってくれなかったじゃないかとは誰も言わない．それは契約していないから．ちゃんと間違いなく祈っていたら報いてくれるの．新約聖書，旧約聖書も契約の約だから，仏教も契約すればいいんですよ．

　ところでたとえば，がんと告知されたらどうするの？

—— 私は医者の立場になってしまったので，医学を知らない人よりは，医者という肩書きというよりは冷静に受け止めなければならないと思います．

永　医学生は告知の仕方は勉強したりするの？

—— ないです．非常に難しいコミュニケーションなので，そこは少し経験を積ん

でから，先輩のやり方をまねるでしょうね．

永 ぼくね，ずいぶんたくさんの友達を看取っている．看取る前によくあるんだけど，病室の前にいるとお医者さんがきて，ぶつぶつ言っている．何かと思えば「ご臨終です」とぶつぶつ言っている．これが悲しいやらおかしいやらで．ああ，看取りの勉強をしていないんだなと．

—— 自分で家族を看取ったことのある人も少ないのでしょうね．

永 そうなんだよね．ペットブームで唯一いいのは，相手は猫でも犬でも，看取るから．だれか看取ったことのある人いる？

—— 私は祖父と祖母を亡くしたのですが，祖母が亡くなるときはお葬式に興味津々で，悲しい気持ちとともに関心もあった．祖父は亡くなるのも突然で二人とも看取れなくてすごいショックでした．

永 看取ったことのある人とない人では，命の見極め方がとっても違う．僕はたまたま寺の子だったから看取るのにはなれている．父親が亡くなるときも看取っていたんだけど，亡くなる直前には例のように集中治療室に入れられて，旅先から帰ってきて病室に入ったら，父親のかわりにモニターが二つベッドの上に並べられていた．「お父さんは？」と聞いたら，集中治療室にいると．ご家族の皆さんはモニターをご覧なさいって．で，みんなでモニターをみていたら，ピピピって止まって，止まっちゃったと思ったら看護師さんが入ってきて「あ，終わりました」って．終わりましたじゃないだろうと．そのとき母親が，「あれは絶対いやだから，みんなで手を握ってもらって死にたいから」って言うから，母親が死んだときには，ぼくの腕の中で亡くなった．ぼくの妻が亡くなるときにも娘たちに母親を抱けと言った．在宅のホスピス，在宅の医療をやっていたから，それはうまくいった．それをみながら，いいなと思った．だから看取るのに立ち会う姿勢をどうつくるかはどこかで考えなくてはいけない．人は必ず死にますから．

　さっき，彼が言ったように，お葬式ってセレモニーは，ショーとしてみていたら面白いの．お経をあげていて何を言っているかわからないけど，いいところで鐘が鳴ったり，お線香が漂ってきたり．よくできていますよ，なんの宗教でも．

第16講　がんという文化

やっぱり死ぬってことを大事にしてきたんだなと伝わってくる．

――お葬式で思うのが，葬式って案外明るいものなんですよね．人が亡くなると，まず悲しいけど，そのあと周りの人がやってきて，世の中もいつもと同じように動いて気がだんだんと晴れてくる．葬式って生活の知恵で，要するに人の悲しみを和らげる，そういう意味もあるんじゃないか，と．

永　ぼくね，医師じゃないのに相談されることがある．三波春夫さんがそうだったんだけど，あるとき，三波さんに「私は前立腺で先がない．死ぬ間際まで歌っていたい．でも病気になってから，歌うレパートリーが一曲もない．歌うとくたびれて最後まで歌える曲がないから，ストレッチャーでも歌える歌をつくってくれ」と頼まれたの．それで横になったまま歌っても不自然じゃない歌をつくった．でも歌う前に亡くなりましたけどね．

　死ぬことを毎日考えているのは鬱だから，自分の誕生日とか日にちを決めて自分が死んだらどうなるかをとか新しい習慣をつくるべきだと思う．ぼく淀川長治さんとさだまさしさんと4月10日で同じ誕生日だから，「今度ぼくとさだざんで淀川さんをごちそうするから予定をつくってくれ」と言ったの．そうしたら淀川さんが断ると．なぜなら私は自分の誕生日は墓参りに行く日だと，お母さんの．一番大変だったのはお母さんだから，自分の誕生日はお母さんが元気ならお母さんにごちそうしなさい，亡くなっていたら墓参りをしなさいと言われて，私も守っている．これはとってもいい．文化ってそういうもの．みんながほっとする．

――三波さんがストレッチャーでも歌える歌をと言ったわけですが，永さんの「上を向いて歩こう，涙がこぼれ落ちないように」って，すごい歌ですよね．どういう時に思いついたのですか？

永　これ被災地でもよく歌われるんだけど，励ます歌じゃないの．どちらかというとセンチメンタルなんです．励ますつもりがないのに励まされたようになるって理由は当人もわかりません．これは中村八大さんが曲をつくって，それにぼくは字数を数えてはめ込んだ．とっても不自由だったけど，それでフレーズができた．「涙がこぼれないように」ってフレーズが出てきたのは，不自由さの中で我慢したから．

——永さんの歌って，共通して，自分の本能や感情に忠実でありながら，最後に一筋の希望があるというか楽天的なんですよね．先ほどのお盆や葬式のスタイルも困難さで反応しているだけでなく，プラスに前向きに反応しようと，そういう人々の蓄積が文化を創ってきたのかなと思います．

永 今のお話すごくありがたい．感謝しています．僕の父親は「上を向いて歩こう」を初めて聞いた日に，「これはお経だな」と言った．我々はお経を聞く機会があっても，その意味まではわからないでしょ．多くの場合，お経は「涙がこぼれないように」なんです．お経は「頑張れ」って応援歌なんです．明るく慰めるのとは別に応援歌の意味合いもあるんですね．あれは全部耳で捉える．言葉じゃなくて音で慰めている．音で心を和らげるというのがある．それがたぶん文化だと思う．だから「がん」という響きは怖いじゃないですか．音で捉えると「がん」て本当に「がん」．そうなんですよね，文化って風だったり，音だったりする．文字で書かれているものではない．

河原 私たちのアジアがんフォーラムも，「がん」をあえて平仮名にしたんですね．やはり漢字だとひいてしまう．最近では「がん」は広く，ひらがなで書く方向になっている．

永 がんという病気を文化として捉えると，病気そのものじゃなくて，「がん」という言葉の響きがどのように日本人に影響を与えたのかという見方もできますよね．あらためて「がん」という言葉と向かい合う．今日は無駄話のような散漫な中に芽を発見できた．感謝します．

第17講　取材者として，がん患者として

鳥越俊太郎（ジャーナリスト）

私ががんになったとわかって

　2004年，私はものすごく忙しい年だった．さまざまなテレビやラジオに出演したり，関西大学の教授としてゼミを持ったりと，非常に忙しい毎日を過ごしていた．

　その翌年2005年のこと．私はビールが好きで毎晩1缶ほど飲んでいたのだが，夏のある日，ビールがまずくなった．飲んでもそれまでのように「うまい」と感じなくなったのだ．どうしたのかと思っていたところ，ある日，便の中に黒いものが混じり，トイレの水が赤茶色のようになった．これはおそらく腸の中で出血しているにちがいないと考えた．昔から「タール便が出たらがんだと思え」「黒い便が出たら大腸がん」などと言われていたので，とりあえず人間ドックをするため病院へ行った．

　二日分の検便では両日分とも潜血反応が出て，大腸の内視鏡検査を行った．大腸の中を内視鏡のモニターで見せてもらうと，サーモンピンクの桜色．とてもきれいだと見ほれながら内視鏡が進む様子を見ていると，S状結腸のところにポリープ（隆起性病変）があり，大腸の中央にドーンと馬蹄形に肉が盛り上がっているのが見えた．これはがんに間違いないと思い，先生に「良性じゃないですよね」と聞くと，「はい，良性じゃないです」という返事．どうすればよいかとさらに質問すると「手術で切ればいいんじゃないですか」と先生．ああ切ればいいんだと思うと，気持ちがすっと楽になった．私

は楽天的なたちなので，がんでもたいしたことはないのだと思ったのだ．

　　今になって考えてみると私はがんとわかったときから，そして手術に臨むとき，また手術後の辛いときも，いつも一方に「患者・鳥越」がいて，もう一方に「取材者・鳥越」がいた．患者・鳥越だけだったら治療を受けるだけの受身の存在だったろう．しかし，辛いときも苦しいときも，または痛みに耐えているときも，それをじっと観察してメモをしている取材者・鳥越が横にいた．だから苦しくなってきたら患者から取材者にポジションを移して〈ああ，苦しんでいるなぁ．大丈夫かい？〉と呟きながら取材に集中する．こういう人格の切り替えができたから，どんな手術にも耐えられたのではないかと思う．（中略）端的に言うと，がんに侵されて悩み苦しむ鳥越という人物は，がん患者を最も近くで観察できた取材者・鳥越にとっては好奇心の対象だったのである．（鳥越俊太郎『がん患者』講談社，2011 より）

実はステージ IV だった

　下腹部に 5 ミリメートルほどの小さな 4 カ所の穴をあけ，そこから内視鏡と手術具を入れて手術するという腹腔鏡下手術をすることになった．昔の開腹手術に比べ手術後の治りが早く患者の負担が少なくてすむ．3.3 センチメートルの悪性腫瘍，がんを摘出し，「リンパ節や他臓器への転移はないのでステージは II[1]．ただ腫瘍が一部腸管の外に突き出しているので腹膜への転移の可能性もあり，そうなっていたらお手上げだ」と手術後に説明を受けた．私はさほど深刻に考えていなかったが，説明を受けた娘たちはそれを聞いて泣いた，ということをのちに家族へ取材したことによって知った．
　そのあとは抗がん剤で治療した．髪の毛一本抜けず，吐き気，口内炎，全身の倦怠感などといった副作用は何もなかった．これについては，ある雑誌

---

1) がんはステージ I から IV まであり，IV 期が一番進行が進んでいる状態である．

の対談で，消化器外科の医師に「副作用がないということは正常細胞に何の影響も与えていないということだから，つまりがんにも効いていないよ」と言われもしたが，3年間朝昼晩抗がん剤を飲み続けた．保険適用でも月に10万円．がんになるとお金がかかる．

　そして1年3カ月後，肺に影．呼吸器外科で，CT（コンピュータ断層撮影）写真から，どう見てもがんだと診断され手術することになった．昔は肺の手術というと背中の肩甲骨にそってばっさり切り，肋骨を最低1本は取って手術したそうだが，私は胸腔鏡下手術で行った．どの医者でもできるというわけではない非常に進んだ技術で，左胸の脇から背中にかけて3カ所穴をあけ，そこからカメラと手術具を入れモニターを見ながら行う手術．原理的には腹腔鏡下手術と同じである．この胸腔鏡下手術は，麻酔の術前術後処置を合わせても1時間半くらいだった．2個の悪性腫瘍を含む肺の一部を切除したのだが，どちらの腫瘍も転移だった．

　その半年後，今度は右にも影があるということで同じく胸腔鏡下手術を行い肺の一部を切除．これについては病理検査の結果良性腫瘍とわかった．それならば取らなくてもよかったのではないか，と思ったが，肺はCTで判断するだけでは確実ではないため，疑わしきは切除するというのが原則のようだ．

　いよいよ最後（最後かはわからないが）であるが，肝臓に転移があることがわかった．2009年2月，今回は腹腔鏡は使えず切開しなければならなかった．肋骨をあげて肝臓を出して，肝臓にエコーを直接当てがんの転移のあるところにマーキングしてそこを切除する．事前には150グラム取る予定で，胆のうもすべて切除することになっていたが，実際切り開いてみると肝臓切除は70グラム，転移とみられる腫瘍は1カ所で胆のうもとらずにすんだ．

　結局私は4回手術した．大腸がんはほかのところに転移していたので，私はステージIV期のがん患者だったわけである．肺と肝臓に転移していたと言うと，がんの患者としてはそんなについているほうではない．かなり深刻なほうだ．ただ私の場合はリンパ節への転移がなかったので，リンパ管を通って全身に転移するということはなかった．

がんは国民病

　日本人の2人に1人はがんにかかると言われている．統計上は3人に1人はがんで亡くなる．今日本ではだいたい年間100万人が亡くなっている．そのうち32万人ががんということになる計算だ．一方で，脳出血，脳梗塞など脳の疾患が17万人，心臓の疾患で13万人．がんと合わせると62万人である．3人に1人ががんで亡くなるというのはもう国民病と言ってもいいだろう．そして，がん患者は増え続けている．

　日本人男性の場合は，死因のトップは肺がん．これは喫煙が原因だろう．タバコががんの原因になることは間違いない．筑紫哲也さんは肺がんで亡くなった．筑紫さんは大変なヘビースモーカーだった．それからまもなくして作家の井上ひさしさんが亡くなったが，井上さんもヘビースモーカーで肺がんだった．その直後，同じくヘビースモーカーの劇作家つかこうへいさんが肺がんで亡くなった．そして今年（2011年）芸能リポーターの梨本勝さんが肺がんで亡くなった．彼はタバコを吸っていなかったが，同じ現場で仕事をする仲間には喫煙者がおり，長時間行動をともにするため受動喫煙，他人の吸うタバコの煙をどんどん吸っていたと思われる．タバコの煙は吸っている本人はフィルター越しであるが，タバコの先から出る煙は生の煙であり，受動喫煙の方が悪影響である．だからもし皆さん方がお付き合いしている人，連れ合いがタバコを吸っていたら，すぐにタバコをやめさせるか，付き合いをやめるか，どちらかをとってほしい．皆さん方が将来肺がんになる可能性がぐんと増えることになるから．

　そして男性は胃がん，肝臓がん，大腸がん，前立腺がん，という順番になっている．

　問題は女性．女性の場合，がんの中で一番多く亡くなるのが大腸がんである．がんに罹る数でいうと，乳がんや子宮がん，子宮頸がんが多いのだが，実際亡くなっているのは大腸がん．ここ数年，女性の大腸がんがものすごく増えている．なぜなのか．がんの原因はまだ解明されていないが，統計的，つまり疫学的な調査によって，たとえばこういうことがわかっている．戦前日本人はあまり肉を食べなかった．それが戦後民主教育とともにアメリカか

ら肉が入り，肉食に替わっていった．統計によると，戦後日本人が肉を食べる量を年ごとにたどったグラフと，日本人の大腸がん患者の数をグラフにしたものがほとんど同じカーブを描いている．つまり肉食とがんとの間に何らかの関係があるのではないかと言われている．ただ肉食をしたからがんになったという医学的な証明は何もなされていない．だからそれについては本人の自己責任で，大腸がんになってもいいから肉を食べる，という人は食べればよいと思う．

がんは痛まない，白いもの

　日本人はがんについて錯覚をしているのではないか．がんになったら痛みを伴うとなんとなく思っているだろうが，実はがんというのは全く痛みという症状を伴わない．人間の体は非常によくできていて，さまざまな神経，ホルモンによってコントロールされ，特に神経系統でいうと痛みという信号は何か体に不具合，問題が発生したときにそれを知らせる信号である．たとえば盲腸が化膿すると痛い．あれは痛みがあるから盲腸が悪いということを知らせてくれる．盲腸を摘出すればそれですむ．そのほか病気になったり体の具合が悪ければほとんどが痛みを伴う．ところががんだけは痛みがない．がんというのは細胞分裂するとき遺伝子レベルでミスプリントが起きる．何かの原因によるが，それが何かはわからない．タバコだったり，遺伝だったり，ストレスだったり．そういった何かわからない原因が遺伝子に影響を及ぼし，異常な細胞ができてしまう．これが悪性腫瘍，がんになっていく．やがては命を奪いかねない細胞になるのである．

　この異常細胞が生まれたときに，異常が起きているよということで，痛みという信号を使い，今，肺に異常細胞が生まれました，という報告があれば皆さんはすぐに病院へ行って検査することができる．最初の小さいがんが一つ生まれたくらいならば，それをとることができる．早期の肺がんは摘出すればほぼ完治でき，命を落とすということはない．ところが肺がんで亡くなる人のほとんどは，自分の肺にがん細胞が生まれたことに気づかない．放っている間にどんどんがん細胞が増殖していってやがて肺の中ががんだらけに

なってしまう．その結果呼吸に影響を及ぼすようになり咳が止まらなくなる．それでレントゲンやCTで肺を撮影するが，その時点ではもう医者はお手上げで手術はできない．

　がんの治療は3つの分野しかない．ひとつは外科手術．そして放射線治療と，化学療法つまり抗がん剤である．放射線治療もあちこちがんが散らばっていたらできないので，抗がん剤で治療するしかないことになる．

　抗がん剤も日に日に進化しているので，がんを完全に消失させることも不可能ではないと言う人もいる．しかし普通は，抗がん剤しか治療法はないと言われた場合は，私の経験から言うと，ほぼ余命1年半から2年くらい．がんは知らない間に人間の体の中でどんどん大きくなっていく．たまたま検査で見つかればいいが，見逃していればそれは取り返しのつかないことになってしまう．したがって痛みという，お知らせをしてこないがんに対処するにはどうしたらよいか．これはもう自分の方で定期的に検査をして見つけるしかない．特に遺伝的に自分の家族にがん患者がいる人はやはり多少がんのことに神経を払ったほうがよい．

　もうひとつ，一般的にがんというと黒いイメージではないだろうか．私はがん細胞を見たが，黒くない．白いものだった．がんは痛みを発する黒いものというイメージを180度変え，がんは痛まない白いものとして，がんとこれから向き合い，つきあってほしい．親や祖父母などがん年齢に達している世代の人ががんについて神経を払っていないようであればサジェスチョンしてあげるのも必要だと思う．このことを私は一番言いたい．

よい医者と出会う，よい医者を選ぶ

　2006年，私の一番親しい従弟が私と同じ大腸がんで亡くなった．61歳．最初九州の地方の個人病院で内視鏡手術によってがんを取った．これでもう3年は大丈夫と言われていたが，2年たって再発したときにはもう手がつけられない状態になっていた．その間，体調変化があり2つの病院でいくつかの検査を行ったものの，おそらくそれぞれに見落としがあり，その後大学病院で検査・治療をし，それまでより良くなったように見えたものの，結局手

遅れだった．個人病院だから一概にだめとは言えないが，大病院とは患者をみる目の数が違う．その時もし従弟が東京にいて私のあとにがんになっていればサジェスチョンできたのにと，非常に悔いが残る．

これも医者との出会いだろうと思う．私は幸いにして良い先生に出会えた．今はインターネットで調べれば，たとえば胸腔鏡下手術をできる医師はどこの病院にいるということなどもわかるので情報を集めてもらいたいし，インターネットで調べられない高齢者に対しては，若い人たちがサポートしてあげてほしい．

Q&A——講義後の質疑応答

Q　鳥越氏は自らががんになっており，その現場をある意味医師よりもわかりやすく伝えてくれている．究極の現場主義だ．医師はどのようにすればよりよく患者に伝えられるのか．

A　コミュニケーションとは相手があってこそのコミュニケーション．相手の状況を判断しなければ成立しない．自分が一番だと思っている医者は患者の状況を観察せず一方的に自分の話ばかりしている．医療に携わる人は患者の表情から始まり身体的状況，どれだけ患者を観察して適切な言葉をかけられるか，アドバイスできるかが大事なことだと思う．何気ない普通の会話を交わしながら相手の情報を読み取ってその中で判断していく．それは雑談能力にかかっている．雑談するにはいろいろなことを知っていないと雑談できない．これまでどんなことに興味をもち，どんな経験をしてきたかなどその人がどんな人生を歩んできたかによる．それはどんな仕事でも同じで，医者，記者，教師など人を相手にする仕事は相手をきちんと見てコミュニケーションしなければならない．

Q　自己管理できていても，たとえば身内の介護をしていて，体に不調はあっても病院へ行けないということもある．がんになったのは自分が自己管理していないから，自分が悪いという見られ方をしてしまうのではないか．個人だけというより，介護や社会の仕組みなども考えていく必要があるのではないか．

A　がんは個人に発生するものだから，最終的には個人がどう対処するかという

ことしかない．社会的に，もしくは家族，地域でどうやってサポートするかということはあると思う．デイサービスや介護保険の制度はできたがまだ十分ではなく，家族が背負わなければならない部分が多い．介護の問題は深刻な問題で一朝一夕にどうなるものではない．だがどんな社会であろうと，自分の命は最後は自分で責任を持たなければならない．がんのことについてある程度知識を深め，がんというのはこういうことだとできるだけ広めていくのも自己管理の一つ．がんに無関心であること，知らないでいるということはまさに自己管理をしていないということである．自分の体に関心を持たない，または忙しくて関心を持てない場合もあるかもしれないが，他人はその人の体をわからないのだから，それは自分でしっかり関心を持たなければならない．

Q 亡くなる1カ月あまり前の筑紫哲也さんに「がんになって自分の死生観に揺るぎはなかったか？ たとえば余命6カ月といわれても従容として最期の日を迎える自信はあるか？」と訊いたことを後悔している，と著書にあるが，自身も残り少ない時間となったときそこに答えていくのは難しいという思いはあるか．

A それはまだわからない．その場に立ってみないとわからない．ただあと何十年も生きるということはまずないわけだ．若いときには体のすべての部分が何一つ問題なく健全に動いている．それが年齢とともに，最終的に死に向かってひとつずつ少しずつ壊れていく．加齢，老化ということを意識せざるを得ない．そういう中で人間はよくできたもので，次第に諦めという境地になっていく．いつまでも生きていられないね，最後はあきらめなくてはいけないね，という境地に次第に慣らされていく．これがないと人間は辛い．最後まで諦めない人間は，死の瞬間ものすごい苦痛を味わう．諦めていくから死を迎えることができるのだ．そしてもう一つ必要なのが覚悟だと思う．諦めと覚悟．自分はやがて死を迎えるのだから，その覚悟をきちんと持ち，それまでにやるべきことをやるという覚悟．なんとなくずるずるいって死ぬのではなく，もうやるだけのことはやったと最期を迎えられるよう，覚悟をしっかり持っていたい．

第18講　民間厚生省を目指して

大竹美喜（アフラック（アメリカンファミリー生命保険会社）創業者・最高顧問）

アフラックは社会起業

　アフラック（アメリカンファミリー生命保険会社）は1955年にエイモス兄弟により，アメリカのジョージア州で誕生した．そして1958年には世界で初めてがん保険を開発した．近代の生命保険の歴史は誕生してからまだ250年あまり．日本では阿部泰蔵氏が1881年に興した明治生命が最古参として130年の歴史を持っている．

　私は幼い頃から両親に「人の役に立つ仕事をしなさい」と口癖のように言われて育った．そのせいか，学校の行き帰りに，厳しい両親の教えを繰り返しながら，いくつになったら何をしよう，と人生のリハーサルを繰り返し，自分探しをしていた．しかし，学校を卒業後，自分の思うような仕事になかなか出会わない．アフラック創業前の私は挫折の連続であった．

　32歳になった頃，知人の弁護士から，「きみがやりたかった仕事が見つかったよ」と言われて紹介されたのが，米国アフラックのジョンB.エイモスだった．

　彼は，フロリダ州の弁護士であったが，がんで父親を失っていた．そこで，ロンドンで保険の勉強をしてジョージア州の緑深い田園都市，コロンバスに本社を設けて保険業を始めた．

　当時，全米には1,800ほどの保険会社があったが，彼の会社の順位は400番目くらいであった．

エイモスは日本の保険会社との提携を希望し，大手の生命保険会社全部に声を掛けたが，どの会社からも相手にされなかった．そのような状況で，最後に私に順番が回ってきたのだった．

この出会いから2年半，私はがん保険の認可をもらうために大蔵省（現・金融庁），厚生省（現・厚生労働省）に通いつめ，1974年10月1日，苦難の末にようやく認可が下りた．彼との出会いを大切にしたことが人生の大きな転機となり，両親の言う「人の役に立つ仕事」と出会うことになった．エイモスとの出会いは運命的なものだったと信じている．

当初は10人の正社員で始めた日本社だったが，いまではアシストスタッフを含めれば5,000人の従業員がいる．代理店は2万店，募集人は11万6,000人．営業担当者には「学術営業」を標榜して，お客様がお困りのときにはいかようにも対応できるようにと，そして心に寄り添うサービスを提供するようにとつねに話してきた．

アフラックは，日本とアメリカの2カ国で営業をしているが，日本の占有率は収入，利益，総資産ともに2010年時点で75%である．

結論を3点述べると，まず，アフラック日本社の創業は私利私欲で始めたものではなく，愛と正義と，がん保険がアメリカにはあって日本にはないという社会の矛盾に挑戦したいということが私の考えだったということ．それから2つめとして，後で話すが，私はアフラックを「お支払いする会社」にしたかったということ．

3つめは「民間厚生省」を目指したということ．最近，社会起業という言葉がだいぶ認知されるようになってきたが，私はアフラックは社会起業だったと思う．この仕事は将来必ず評価されるし，感謝されるという思いがあったから大勢の反対があっても日本社創業という難関に挑戦できた．その後，日本では2007年にようやくがん対策基本法が施行され，さまざまな施策が展開されるようになった．

困難をきわめた日本での認可

日本で認可が下りるのになぜ2年半もかかったのだろうか．当時，私は大

蔵省に通いつめ，省の人から「大竹は大蔵省の人間よりよく役所に通っている」とからかい半分に言われていたものだ．

今，考えてみると，当時は通産省が資本の自由化を進める中で業種ごとに自由化品目の順位を決定しており，保険は一番最後の品目だったからということもあったと思っている．

2009年12月に初めて聞いたことだが，我が社について当時の大蔵省は「認可はするが絶対成功しないだろう」とみていたという．すぐに潰れるから，その場合は他社に我が社を引き受けさせるように約束の書類までとりつけていたそうだ．

また，報道されてはいないが業界では有名な話がある．エイモスはアメリカの連邦歳出歳入委員会で次のように証言している．「日本との交渉は生易しいものではなかった．提出した書類は1トンにものぼったが，私たちには，それを上回る忍耐が必要だった．」

実はエイモスは最後には日本進出をあきらめかけていた．「大竹，もう事務所を引き払ってくれ」と．しかし私はもはや後には引けない状況だった．全財産を投げうって，銀行からも融資を受けていたからだ．

このようないきさつがあったので，アメリカ本社は私には一切口出しをせずに全権を与えてくれた．通常アメリカの企業はこういうことはしないのだが，おかげで私は日本の商慣習にしたがって戦略戦術を組むことができた．

ここで「第三分野の保険会社」について説明しておこう．

日本で民間保険と言えば生命保険が主流で死亡，生存，生死混合という3つに分類されるが，アメリカでは治療や入院に対する医療損害保険が主流だ．

日本とアメリカでは医療制度に大きな違いがある．私がアメリカからもってきた疾病保険は，第一分野の生命保険，第二分野の損害保険のいずれにも該当しないもので，そのため「第三分野」に位置づけられた．米国アフラックでは死亡保障はつけていないのだが，日本では商法の規定によって死亡保障の付加が必要とされたため，日本においてはつけることで大蔵省と妥協し，結果的に生命保険という分類に入れてもらった．

アフラックは「生命保険会社」という名前がついているが，実態は健康保険会社だ．対大蔵省の折衝では，保障するがんの範囲や診断方法，がんに対

する社会認識を保険の取扱いに反映させることがきわめて重要なテーマだった．私は日本医師会をはじめ関係方面を2年半にわたり，PRのために回った．それでも厚生省には猛烈に反対されて，1年間はこれで手こずったが，がん保険は「公的保険制度を補完する商品」であると，その必要性と役割を訴え，厚生省の保険局，医務局，公衆衛生局の3つの局議で渋々認めてくれた．また通産省においては，前述したとおり，対米貿易自由化品目における順位で，生命保険事業は最後の最後だった．

こうしてアフラックは，ようやく設立時から日本人向けの営業を認可された円建ての外国生命保険会社第1号としてスタートした．

民間厚生省として

創業当初はがん保険の商品コンセプトを単純明快なものとし，コーヒー1杯の値段で誰もが保険に入れるような価格で保険料設定をした．若い人でも，所得の少ない人でも誰でも入れる，むしろ高所得者には保険はいらないという考え方だった．

それから37年経ち，現在の契約保有件数は2,100万件を超え，これは業界1位．2003年に日本生命を追い越した．2010年度末で，給付金，保険金，年金の支払いについては年間の支払額が4,288億円．1営業日に直すと，約18億円．支払い件数は約150万件で，1営業日に直すと6,200件．

がん保険だけをみると，支払額は2,993億円．1営業日で12億円．創業以来の累計だと約5兆円になり，証券数で227万3,500件にのぼる．

アメリカ本社の創業者に「アフラックは支払うための会社だ」と言われた意味が最初の10年間ではわからなかったが，支払額が増えてくるとお支払することが仕事であるという，その意味がようやくわかるようになった．「支払うことがアフラックの仕事」，だから「民間厚生省」という言葉を使わせてもらっている．

この「民間厚生省」という言葉は，認可をとる前に首相官邸に呼ばれて，当時の首相であった田中角栄氏と昼食を一緒にしたときに，角栄氏から言われた言葉である．「大竹君のやっていることは，民間厚生省だね．将来，国

の財政も悪化していくから，とにかく民間でやってもらうしかないね」と，まさにこの角栄氏の言葉は今，現実のものとなり，がん保険は多くの国民のお役に立つところとなった．

　アフラックでは，長年の経験を活かし，また知恵を絞ってノウハウを構築している．給付金のお支払時には細心の注意を払ってさまざまな工夫をしている．たとえば書類をお送りするときには社名の入らない白い封筒を使う，電話を差し上げるときには社名を名乗らないで個人名でかける，こんな些細なことと思われるが，患者さんご本人やご家族が「がん」と知らない場合には威力を発揮する．この仕組みは保険金部が開発してくれた．また，つねに，1日でも早くお役に立ちたいという思いで改善努力を重ねている．

アメリカの医療

　2001年，思いもかけず，私に前立腺がんがみつかった．アメリカ本社から小線源療法を奨められたが，当時日本では認められていない治療だった．そこでひとつ私が実験台になってやろうと考えた．当時の首相小泉純一郎氏に，「私が無事に帰ってきたら日本でこの治療法を認可してくれますか」とお願いしたら，「わかった」と約束してくれた．

　アメリカレーヒークリニックの全米ナンバーワンのユダヤ人医師が担当して手術は成功した．

　その後，この小線源療法は日本でも認可され，2003年9月に導入された．

　現在，全国で108カ所の設備が整っており，すでに6,000人を超える人が私と同じ治療を受けている．小線源療法はアメリカでは，入院もなく，日帰りですむ．朝6時30分に病院に入って，2時間で終了する．その場合，自分で洗腸をすませてから入院する．

　なぜならこれは医者の仕事ではないという考えからである．やれることは患者がやる．アメリカの医者には医療資源は重要なポイントに集約したいという考え方がベースにあるためだそうだ．その一方で，担当医は今でも大丈夫かとフォローしてくれるから，納得できる．

　最近では日本の病院でもチーム医療が徹底されるようになってきたが，当

時はまったくなかった．

　アメリカでは医師と専門の医療従事者全員で協力体制をつくり上げている．看護師との連携も同様だ．患者とのコミュニケーションを非常に大切にし，患者の立場に立って，細やかな，配慮の行き届いたサービスを受けることができた．医療はまさにサービス業だということをアメリカで体験し，実感した．その後，その体験を活かして，私は医療に対する知識，情報の収集をして国に提言する活動を続け，国会議員，医者，患者との「三者会」「医療フォーラム 21」などを立ち上げた．

歴史や伝統を考えた保険設計

　さて，アジアに目を向けると，中国においては 1 人当たり GNP が 1 万ドルを超えた頃に保険市場は急速に発展するというのが私の考えだ．それは台湾，韓国，その他の ASEAN の国々をみてきた中で感じたことだが，中国は今後世界で最も保険が発展する市場ではないかと思う．

　しかし，まだ中国進出は時期尚早であると考えている．中国には日本やアメリカと同じようながんの診断確定がまだ確立されていないし，がんになった後，きちんとした治療が受けられる状態にならないと，給付金を支払っても治療ができない．それでは保険を買ってもらう意味がない．したがって，状況が整うまで見守る必要があると思っている．

　保険というのは国民性，歴史や伝統，習慣，文化，社会保障制度など，その国を構成する要因をふまえて設計する必要がある．その国情にあったものを勧めなければ，お客様も応じてくれない．したがって保険に求められる機能や意義もそれによって変わってくる．日本で言えば，死亡保険の保険金額は世界一である．これは子孫にお金を残したいという文化の表れだろう．国民性である．一方，アメリカの国民性は，というと，自分が生きている間のことが中心だ．アメリカ人の楽天的な良さとも言えるだろうが，たとえば，あとからお金が入るからと給料が入る前にものを買ってしまう．

　日本では 1981 年にがんが死因の 1 位に躍り出て以来，ずっと 1 位が続いているが，さらに 2015 年問題が迫ってきている．まもなく 2 人に 1 人がが

んで亡くなると予想されており，現在のがん患者数，300万人が，2015年には540万人になると推定されている．がんのメカニズムは徐々に解明されていくのだろうが，がんの制圧はなかなかできていない．一刻も早くがんが制圧されることを願ってやまない．

アフラックは創業から10年間は，がん保険しか取り扱わなかった．むろん，お客様からいろいろなご意見もいただいたが変えなかった．しかし会社が創業10周年を迎えた頃，親戚が痴ほう症になり，警察や病院などいろいろなところのお世話になったことをきっかけに，世界最初となる痴ほう介護保険を開発し，その後も生きるための保険を提供している．

今後は，社会における保険の位置づけも大きく変化していくだろうし，これから保険業界はなおさら「社会のインフラ」としての使命と役割も大きくなると思う．引き続き「民間厚生省」として，国民の皆様の生涯を通じ，よりよきアドバイザーとして，その使命，役割を果たしていきたいと思っている．

Q&A ── 講義後の質疑応答

Q 医療関連法が改正されると生命保険会社はどのような影響を受けるのか．
A 我々は国の制度を基準にして商品を設計しているので，もちろん大きく影響を受ける．

私は1998年から経済同友会の幹事をしていたが，1つが公的な医療保険制度，もう1つが民間の医療保険制度という中で，公的な役割と民間でできる役割をどうつなぐかが長年の課題だった．

国家財政の問題もある．すでに国の医療費は年間36兆円，今後は50兆円になる予定である．

一方で，公債による部分を除いた歳入は50兆円を切っている．高齢化社会が進めば莫大な社会保障費が必要になる．税収がないのに，将来これでまかなえるのだろうか．そもそも公的な医療保険制度が始まってから，そんなに時間が経っていない．最初は自己負担が5割，それが1割，2割，3割へと変遷している．

第V部　がんと文化を考える

　ともかく制度というものは一度つくるとなかなか変えられない．改変へのコンセンサスは得られないし，国民は一度手にしたものは手放そうとしない．医療制度改革にしても，年金改革にしても，既得権益をどう守ろうかということが背景にあるから，白熱した議論をした．私は厚生労働省，財務省，金融庁と仕事をしていたので，多くの歴代の事務次官と話をしていた．だから厚生労働省の苦しみは痛いほどわかる．よい制度をつくりたいが，お金がないのだ．日本は立派な国だから自信をもって自立をするしかない．医療制度もその一つだ．たとえば，国民に甘えさせず，少々の病人であれば健康とする，あるいは60歳になるまで国は医療費を原則として払わないとしたほうがいい．健康管理が悪いのだからと．それくらい思い切ったことをやらないと自立できない．

　歯磨きだって，1日15分かけてきちんとすれば，医療費をものすごく節約できるだろう．保健体育や衛生観念から始まって，そういうことを小中学校でも教える必要がある．医療というものは教育と非常に密接な関係があると思う．

Q　低所得者こそ保険が必要だと言っていたことが印象的だ．
A　高所得者はそれなりに資産を持っているから，医療費を捻出できる．しかし，生活がぎりぎりで余裕のない人や生活保護を受けている人はどうなるのか．学生の皆さんの世代でも140万人が就職できない時代だ．400万人がフリーターで，600万人が月収20万円未満のワーキングプア．

　そういった人でも保険は必要だから，その人たちが買える保険を設定しなければならない．公的保険でまかなおうとしても，国の米櫃はからっぽなのだから，これからは国家に頼らず，民間が民間を支え合っていく時代に入るだろう．地域社会で支え合っていこうということだ．

　医療費は長野県が一番低い．これは健全な中小企業がたくさんあり，働く場があるからである．年をとっても働いていて，社会とのかかわり合いが深いと健康でいられる．すなわち，医療費もかからない．このようにいろいろ複雑な組み合わせを融合することで，まったく違った社会が生まれる．医療費もそんなに必要ではなくなってくるかもしれない．しかし，そういうことをやらずに，日本はこれまでお金をばらまいてきた．

Q　今後，日本の医師はどのように向き合っていくべきか．がんに対する治療は西洋医学だが，最近はいろいろと取り入れようとしている現状についてどのよ

うに考えるか．病気になってからでは遅いので，健康な人にアプローチしていくにはどのような方法がよいのか．

A　私見だが，高齢化は止められないので，都市では訪問医療が大切になってくる．ベッド数が足りないので，今は病院で亡くなっている人々も，いずれ病院で最期を迎えられなくなり，家で看取られていくようになる．そうなると家族の負担も大変になるから訪問医療を進めてもらいたい．総合病院と個人病院でそれぞれの役割をもう一度認識してもらう．とにかく医療の抱える問題は大きくなりすぎている．もっと多くの医者も研究者も必要になる．

　二番目の質問についてだが，年々新しい治療法が出てくると，国民健康保険でカバーしてほしいと駆け込まれ，政治折衝の結果，勝ち取られていく．そうして財源がどんどんなくなっていく．

　とはいえ，このことは国民が決めること．日本国民のコンセンサスをどういうふうに調整していくのかが大事なことだ．倫理というものも大事である．私は日米医療シンポジウムをずっとやってきた．アメリカの医師会の会長を招いた際に，日本医師会の会長と大論争になったこともあるが，聞いている我々にとっては非常に勉強になった．どういう医療が最適か，国によって国民によって決まると思う．私も国際医療福祉大学の創設のお手伝いをした経験から，西洋医学を否定しているわけではないが，これからの健康づくりは東洋医学も大いに取りいれるべきだと考えている．国際医療福祉大学では必死になってアジアを支援している．アジアの留学生も入れているし，こちらからも留学している．やはり人の繋がりを構築していかなければならない．

　私は韓国の300万人都市である大邱（テグ）市から依頼されて顧問をしている．なぜかと言うとそこで，医療産業を興すというのが韓国政府の方針だからだ．昨年7月には神戸市と大邱市が国際親善協力都市提携を締結した．私が間を取り持って神戸の医療産業都市構想の担当者を紹介し，大邱市との関係を構築したものだ．もはや国という単位ではない．特に東アジアは一つだと思った方がいい．

　最後の質問への答えはやはり教育になるだろう．がん教育を義務教育の中に取り入れてもらいたい．私はこの問題をものすごく真剣に考え，関係者に投げかけている．今は絶好のチャンスだと思っている．国にはお金もなく，だから，知的クラスターをどう構成するかが重要であり，知の力で国を救うという段階に入ったのではないだろうか．

今一番必要だと思っていることは家庭内教育だ．三つ子の魂百までと言うが，学校では既存のカリキュラムがいっぱいで教えられない．これだけ情報技術が発達すると，インターネットでも配信できるし，モバイル端末を使ってどこでも勉強できる．いろいろな手段を使ってがんに関する情報を公開したらいいと思う．こうした手法については政治家や教育者とも協議している最中だ．

　先頃，20カ国の中学三年生に「学校の先生を尊敬しますか．両親を尊敬しますか」とOECD（経済協力開発機構）がアンケートを実施した．韓国は87％が尊敬しますと答えた．中国は北京だけの実施だったが同じくらいの数字．EU（欧州連合）も同様．日本はどうか．20.7％．OECDでは50％を切ったら，その国は滅亡すると言っている．それが日本の現状である．

　それでも現状に悲観することなく，前向きにがんばることが皆の意識を変えるはずだ．

エピローグ　講義を終えて
専門領域を超えて見えてくるアジアのがんの今日的課題
Cross-boundary Cancer Studies の地平を目指して

　グローバル化するアジアは，社会構造全体に新しいパラダイムの波が押し寄せている．がん医療も医療の前進に伴う疾病構造の変化と，横に広がるグローバル化という二方向の波にさらされている．

　がんは文明病とも言われ，生活水準が上がり，寿命が延びる中で，リスク要因が急速にアジアの人々のくらしの営みの中に入りこんでいる．医学研究の進歩により，生活習慣の変容が世代を超えて伝わっていくメカニズムが解明されつつある今，その実態を把握し，克服するためには，単なる疾病構造の変容を追うという医学的な問題だけではなく，社会構造や歴史変動をも追いかける広い視野をもった学知の練り上げが待ち望まれる．研究開発の激化と領域ごとの細分化により，がん研究は俯瞰的な視点を見失いがちであるが，がんを様々な専門領域からの視点とともに考察し，それぞれに深彫りされた議論を横断的な知の枠組みから総括することを目的として，本講座は存在している．

　アジアのがんをめぐる議論のうちのひとつの柱は，社会関係資本整備のあり方の変革であり，社会保障政策全体の中でどう対策をたてていくかという医療経済，行政，制度を論じる流れである．もうひとつの柱が，疾病そのものについての課題であり，従来の感染症とは違う，非感染症という枠組みで捉えた疾病の全体像を巡る議論である．

　アジアの疾病動向に鑑みて，製薬企業の医薬品開発は進んでいる．アジア全体のサイエンスの底上げにもかかわる問題であるが，医薬品開発を巡るレギュラトリーサイエンスの課題は国際関係において複雑な問題を惹起する．

エピローグ　講義を終えて

　今後，がん医療の抱える難問は，グローバルヘルスの中での国際外交課題としてもシフトしていくことは明らかではあるが，混迷を極めるアジア情勢の中，従来の国際支援の枠組みで捉えられてきたような人権や平等を軸にしたグローバルヘルスの世界とは異なり，がん医療は現実の国益のせめぎあいの中にある．

　科学技術の飛躍的進歩により，1. 個別化医療の確立，2. ゲノム情報や生命情報の共有基盤形成，3. ICT 技術を駆使したメタアナリシスによる，疾病や健康に関する重要な知識やバイオマーカーの発掘などが可能となっている．このことは，従来の生命倫理では乗り切れない新しい情報倫理の課題が生まれることをも意味している．

　日本のがん領域においては，がんの基礎科学研究の進展を支える日本癌学会を中心とした流れと，臨床医を中心とする日本癌治療学会を中心とした流れ，そして，対がん協会を中心とする患者団体などのアドボカシー組織などが存在している．アジアに目を向けると，中国や韓国においても，研究・臨床・患者団体という上記3つのコミュニティーが存在しており，それぞれに日中韓の連携を築きつつある．しかしながら，こうした既存のがん関連の連携の動きとは別の流れで，日進月歩する新規の医薬品開発から影響を受けている現実のがん医療システムの周辺で立ち現れている現象をアジアの社会変動を見据えて，大局的な見取り図を持たなくてはならない．社会科学，人文科学，自然科学の領域を超えて，がんをどう社会の中で捉えるのかという概念の相対化をしていく学際基盤の確立とそのアジアでの連携が今求められているのである．

　本講義は，さまざまな領域の第一人者を招聘してオムニバス形式で行われたものである．それぞれの領域からの確かな眼差しで，アジアのがんを巡って語っていただき，高齢化，医療格差，社会的正義，死生観，グローバリズムとナショナリズムのねじれなど，今日的な課題が浮かび上がってくるような構成をとっている．

　これまでがん研究はともすれば，その専門性の高さゆえに，医学界の専門性に閉じており，周辺領域からのアプローチは存在してはいるものの，多領域の専門家との交流が少なく社会の中での相互理解は必ずしも進んでいたと

は言えない．しかし，このような学際授業の設置によって，様々な領域の学生が各自の専門領域に根ざした問題意識から立てた問いへの応答は，各分野（discipline）の専門家同士の新鮮な驚きにみちた学びの契機であり，個別ケースから摘出されるイシュー・オリエンティッドな新しい知の試みを切り拓くはずである．

「日本・アジア学」の講義は，東京大学のすべての大学院研究科・教育部に所属している学生が履修可能であり，医学のみならず，横断的に集まってきた様々な専門性を目指す受講生が対象である．正解のない問いである，人類の難問としてのがんを，アジアという場所に置いたとき，問われるべきことは何か．受講生たちは，講師陣との濃密な対話を通じて主体的な気づきを獲得していき，それはこの混沌とした現実と向き合う対話の回路でもあった．

2012年第71回日本癌学会にて「The 9th Asia Cancer Forum Cross-boundary Cancer Studies」としてアジアの大学の学際領域の連携においてがんを社会課題として研究をしていくことについて，本講座における学びを踏まえ，討議の場を持った．がんを鏡としてこの世界の内実を読み解くことを，学問的考察の端緒とする「Cross-boundary Cancer Studies」という学際連携プログラムをアジアで立ち上げることを提唱していきたいと考えている．

アジア諸国のがん医療は様々な差異があり，学際の枠組みを共同で構築するうえでの方法論や理論などの学問的な足場も，その思考の射程とする領域の定義も整っておらず，ただその思考の断片が存在しているにすぎない．しかしながら，大学という国家を超えた場所で，未完でありながらも開かれている相互補完的な長期的な学際研究の枠組みを目指すことこそ，この「Cross-boundary Cancer Studies」のレゾンデートルであると考える．

本講座は，多くの方がたの深いご理解によって支えられている．この新たなる知の試みを，できるだけ広く共有したいと願い，本書を送り出したいと思う．

講義録をもとに，多忙を極めておられるにもかかわらず，執筆をお引き受けいただいた講師の先生方には，深く感謝している．また，実際の授業において，モデレーターをつとめていただいた，井上肇先生，堀江重郎先生，高

エピローグ　講義を終えて

橋悟先生，増井徹先生，そして様々な視点の広がりを与えてくれた受講生諸兄の貢献による学問的営為が本書の重要な部分を構成している．また，講座を進めていくにあたり，ご指導をいただいた，「ASNET――東京大学　日本・アジアに関する教育研究ネットワーク」の古田元夫先生，卯田宗平先生，安田佳代先生，そして京都大学に移られた古澤拓郎先生にも深く御礼申し上げる．日本を含むアジアを対象とする研究者が部局の枠を超えて集まり，激動するアジアを広く深く知るという，「ASNET」の原点に立って，様々なご助言を頂戴した．混沌としたアジアにおけるサイエンスのあるべき姿を求めていく我々の活動は東京大学先端科学技術研究センターの中野義昭所長をはじめ諸先生方，特にシステム生物医学の児玉龍彦先生の多大なるご理解とご指導のおかげである．学際性の実現を目指した部局を超えた講座運営に際しては，東京大学教養学部等教務課総合大学院係，東京大学東洋文化研究所，そして東京大学先端科学技術研究センターのそれぞれの事務方の方がたのご協力があってこそ，この「知の試み」を続けていくことができた．加えて，「総合癌研究国際戦略推進」寄附研究部門である我々研究室に関わってくださっている多くの方がたへの謝意をここに記したい．一般社団法人アジアがんフォーラムの方がたには，アジアがんフォーラム活動の中で蓄積した国際癌連携の概念資源をもとに，多くの示唆をいただいた．そして，本書の出版に際して粘り強い編集を手がけてくださった丹内利香氏のご尽力があってこそ成立した書籍である．

　本講座は，この春，3年目に向かっている．

　混迷を極めるアジア情勢の中で，大学という国を超えて普遍的な価値を共有できる存在が果たせる学術の知の役割は大きい．

　Cross-boundary Cancer Studies の地平を目指し，専門領域を超えてみえてくるアジアのがんの今日的課題を読み解くことで，われわれ人類が困難を乗り越えて，向かうべき道筋への思索を深めていきたい．

平成 25 年　早春

赤座　英之

河原ノリエ

執筆者一覧

［編　者］

赤座英之（あかざ・ひでゆき）　1946年生まれ．1970年東京大学医学部医学科卒業．東京大学医学部泌尿器科講師，筑波大学臨床医学系泌尿器科助教授，同教授などを経て，現在，東京大学先端科学技術研究センター「総合癌研究国際戦略推進」寄附研究部門特任教授．筑波大学名誉教授．UICC-ARO Director

河原ノリエ（かわはら・のりえ）　1961年生まれ．1985年早稲田大学第一文学部卒業．日本医師会総合政策研究機構客員研究員，独立行政法人産業技術総合研究所研究支援アドバイザーなどを経て，現在，東京大学先端科学技術研究センター「総合癌研究国際戦略推進」寄附研究部門特任助教．UICC国内委員会広報委員

［執筆者］（五十音順）

岩崎　甫（いわさき・まさる）　山梨大学大学院医学工学総合研究部臨床研究開発学講座特任教授

永　六輔（えい・ろくすけ）　放送タレント

大滝義博（おおたき・よしひろ）　株式会社バイオフロンティアパートナーズ代表取締役社長，東北大学客員教授

大竹美喜（おおたけ・よしき）　アフラック（アメリカンファミリー生命保険会社）創業者・最高顧問

垣添忠生（かきぞえ・ただお）　公益財団法人日本対がん協会会長，元国立がんセンター総長

加藤紘一（かとう・こういち）　前衆議院議員，公益社団法人日中友好協会会長

金子　勝（かねこ・まさる）　慶應義塾大学経済学部教授

近藤達也（こんどう・たつや）　独立行政法人医薬品医療機器総合機構理事長

渋谷健司（しぶや・けんじ）　東京大学大学院医学系研究科国際保健政策学専攻分野教授

武見敬三（たけみ・けいぞう）　参議院議員，公益財団法人日本国際交流センターシニア・フェロー

執筆者一覧

趙　世暎（ちょう・せいよん）　韓国外交通商部本部
辻　哲夫（つじ・てつお）　東京大学高齢社会総合研究機構特任教授
寺田　清（てらだ・きよし）　株式会社ヤクルト本社医薬品事業本部常勤顧問
鳥越俊太郎（とりごえ・しゅんたろう）　ジャーナリスト
西山正彦（にしやま・まさひこ）　一般社団法人日本癌治療学会理事長，群馬大学大学院医学系研究科教授
野木森雅郁（のぎもり・まさふみ）　アステラス製薬株式会社代表取締役会長
パスカル・リゴディ（Pascal Rigaudy）　サノフィ株式会社執行役員ジャパン＆パシフィックリージョンオンコロジー統括
門間大吉（もんま・だいきち）　IMF日本代表理事，前大臣官房審議官

アジアでがんを生き延びる　東京大学横断型講義

2013 年 4 月 25 日　初　版

［検印廃止］

編　者　赤座英之・河原ノリエ

発行所　一般財団法人　東京大学出版会

　　　　代表者　渡辺　浩

　　　　113-8654 東京都文京区本郷 7-3-1 東大構内
　　　　http://www.utp.or.jp/
　　　　電話 03-3811-8814　Fax 03-3812-6958
　　　　振替 00160-6-59964

印刷所　株式会社三陽社
製本所　誠製本株式会社

Ⓒ 2013 Hideyuki Akaza *et al.*
ISBN 978-4-13-063402-1　Printed in Japan

[JCOPY] 〈(社)出版者著作権管理機構　委託出版物〉
本書の無断複写は著作権法上での例外を除き禁じられています．複写される場合は，そのつど事前に，(社)出版者著作権管理機構（電話 03-3513-6969，FAX 03-3513-6979，e-mail: info@jcopy.or.jp）の許諾を得てください．

がん研究のいま ［全4巻］

　　　　　　　編集代表　鶴尾隆・谷口維紹／編集幹事　秋山徹・宮園浩平

　　　　　　　　　　　　　A5判・平均216頁・2500円

1　発がんの分子機構と防御　　　　　　　　笹月健彦・野田哲生編
2　がん細胞の生物学　　　　　　　　　　　高井義美・秋山徹編
3　がんの診断と治療　　　　　　　　　　　中村祐輔・稲澤譲治編
4　がんの疫学　　　　　　　　　　　　　　田島和雄・古野純典編

アジアの社会保障　　　広井良典・駒村康平編　A5判・384頁・5400円
アジアの医療保障制度　　　　井伊雅子編　A5判・304頁・5000円

　　　　　　ここに表示された価格は本体価格です．御購入の
　　　　　　際には消費税が加算されますので御了承ください．